Report on the national
health development in China

中国国民健康发展报告

王晓军 等 著

中国人民大学出版社
·北京·

图书在版编目（CIP）数据

中国国民健康发展报告/王晓军等著 . --北京：
中国人民大学出版社，2024.7. -- ISBN 978-7-300
-32998-7

Ⅰ. R195

中国国家版本馆 CIP 数据核字第 20248WH690 号

中国国民健康发展报告

王晓军 等 著

Zhongguo Guomin Jiankang Fazhan Baogao

出版发行	中国人民大学出版社			
社 址	北京中关村大街 31 号		**邮政编码**	100080
电 话	010－62511242（总编室）		010－62511770（质管部）	
	010－82501766（邮购部）		010－62514148（门市部）	
	010－62515195（发行公司）		010－62515275（盗版举报）	
网 址	http://www.crup.com.cn			
经 销	新华书店			
印 刷	北京宏伟双华印刷有限公司			
开 本	720 mm×1000 mm 1/16		**版 次**	2024 年 7 月第 1 版
印 张	20.5 插页 1		**印 次**	2024 年 7 月第 1 次印刷
字 数	253 000		**定 价**	79.00 元

前言

随着社会经济的发展和人民生活水平的提高，我国国民健康水平不断提升。为进一步促进国民健康，党的十八届五中全会将建设"健康中国"上升为国家战略。2016 年 10 月 25 日，中共中央、国务院印发《"健康中国 2030"规划纲要》，提出健康中国建设的目标和任务。党的十九大做出实施健康中国战略的重大决策部署，强调坚持预防为主，倡导健康文明生活方式，预防控制重大疾病，加快推动以治病为中心向以人民健康为中心转变。2019 年，《国务院关于实施健康中国行动的意见》（国发〔2019〕13 号）发布，进一步明确健康中国行动的主要任务，强调全方位干预健康影响因素、维护全生命周期健康、防控重大疾病等的具体行动。党的二十大报告指出，人民健康是民族昌盛和国家强盛的重要标志。把保障人民健康放在优先发展的战略位置，完善人民健康促进政策。实施积极应对人口老龄化国家战略，健全公共卫生体系。

在此背景下，对国民健康发展水平、发展趋势、影响因素进行深入分析研究，具有重要的实际意义。本书在"健康中国 2030"背景下，以《国务院关于实施健康中国行动的意见》和国务院办公厅印发的《"十四五"国民健康规划》为指导，构建国民健康综合评价指标体系，从健康水平、健康生活、健康服务与保障、健康环境四个维度对国民健康发展水平、发展趋势、影响因素、发展差距等进行研究，比较分析不同省级行政区、城乡、人群之间的健康差距及其原因，比较分析我国与发达国家之间的健康差距及其原因，基于分析给出相应的政策建议，为健康中国战略做出贡献。在数据上，主要采用政府统计系统发布的全国和省级层面的宏观数据，同时，课题组专门开展了"中国居民健康意识调查"，获取微观个体健康意识和健康行为数据。此外，本书还利用信息化和网络化背景下的大数据信息，采用网络社会舆情分析方法，创新数据获得方法，分析国民健康意识与负面心理的状况。

本书由王晓军领衔的"健康中国 2030 背景下健康老龄化体系优化研究"课题组成员联合撰写。具体分工如下：第 1 章、第 2 章，王晓军；第 3 章，吴翌琳；第 4 章、第 5 章，王瑜；第 6 章，蒋妍；第 7 章，王菲菲；第 8 章，李扬；第 9 章，王菲菲。本成果的出版受到中国人民大学 2022 年度"中央高校建设世界一流大学（学科）和特色发展引导专项资金"的支持。感谢中国人民大学出版社的鼎力支持。感谢中国人民大学统计学院的研究生参与本书的编写和整理工作，他们是郑卉萍、金明玥、李林、李桐旭、高溯楠、邓和明、王瑞双、刘明亮、张慧玲、贾珂、陈禹存、张如月、张家玮、梅溯、曹毓文、王雅萱。

鉴于作者能力和时间都非常有限，本书的内容难免有不足和纰漏，还请广大读者不吝赐教，多提宝贵意见。

王晓军

中国人民大学应用统计科学研究中心

中国人民大学统计学院

2023 年 9 月

目　录

第 1 章

总　　论

　　随着社会经济的发展和人民生活水平的提高，我国居民的健康水平不断提升，2021 年我国居民人均预期寿命达到 78.2 岁①。然而，伴随人口老龄化进程的加速，我国居民非传染性慢性疾病的发病率和疾病负担居高不下，各类传染病的防控形势仍然严峻。依据世界卫生组织公布的数据，2019 年，我国人口健康预期寿命占预期寿命的比例为 88.5%，即在人口预期寿命中平均不健康生存期达 8.9 年②。因此，不断提高国民的健康水平和生存质量任重道远。

　　党的十八届五中全会明确提出了推进健康中国建设的任务。2016 年 10 月 25 日，中共中央、国务院印发《"健康中国 2030"规划纲要》，提出健康中国建设的目标和任务，提出"要加快转变健康领域发展方式，全方位、全周期维护和保障人民健康，大幅提高健康水平，显著改善健康公平"。党的十九大做出实施健康中国战略的重大决策部署，强调坚持预防为主，倡导健康文明生活方式，预防控制重大疾病，加快推动以治病为中心转变为以人民健康为中心。2019 年，国务院发布《国务院关于实施健康中国行动的意见》（国发〔2019〕13 号），进一步明确健康中国行动的主要任务，强调全方位干预健康影响因素、维护全生命周期健康、防控重大疾病等的具体行动。党的二十大报告指出，人民健康是民族昌盛和国家强盛的重要标志。把保障人民健康放在优先发展的战略位

---

　　①　参考国家卫健委发布的《2021 年我国卫生健康事业发展统计公报》数据。
　　②　参考世界卫生组织公布的数据，2019 年中国人口预期寿命为 77.4 岁，健康预期寿命为 68.5 岁。

置，完善人民健康促进政策。实施积极应对人口老龄化国家战略，健全公共卫生体系。

在此背景下，对国民健康发展水平、发展趋势、影响因素进行深入分析研究，具有重要的实际意义。本研究通过构建国民健康综合评价指标体系，收集整理省级行政区（简称省区）层面和个人微观层面的健康相关信息，分析评价全国、各省区和微观个体的国民健康水平和影响因素，不同省区、城乡、人群之间的健康差距，以及我国与发达国家之间的健康差距及其原因，并基于分析给出相应的政策建议，力图为健康中国战略做出贡献。

本章将系统梳理个体健康测度评价、人口健康测度评价、国民健康测度评价的相关研究，并建立从个人健康到人口健康再到国民健康的逐级递进关联，搭建国民健康综合评价的整体框架，构建国民健康综合评价指标体系，为后续章节的展开做好铺垫。

1.1 个体健康测度

健康是一个综合概念，需要从多维度进行综合测度。对个体健康水平的综合测度经历了从医学模式到社会模式的转变。Larson（1999）在讨论健康概念进展时认为，19世纪，在全球范围内，传染性疾病是主要的疾病原因和死亡原因，人们是否患病与健康和寿命直接相关，即没有疾病等同于健康。因此，对个人健康状况的评价采用医学模式（medical models），即由专业医生，通过医疗诊断，按照当时的医学标准对个人健康状况做出判断。进入20世纪后，随着社会经济的发展、医学的进步以及环境和公共卫生条件的改善，人类疾病模式发生了根本性改变，传染性疾病以及由此导致的死亡得到有效控制，慢性非传染性疾病成为主要的病因和死因。慢性病患者在相应的医疗干预下，可以长期带病独立生活，不需要他人帮助。特别是在人口老龄化进程中，平均死亡年龄不断攀升，人口寿命逐步延长，人们带病和带残生存时间逐步延长。在此背景下，世界卫生组织在 1946 年给出了一个综合的健康概念：健康是指身体、心理和社会完好的状态，不仅仅是没有疾病或虚弱①。即健康不等于没有疾病，它包括身体健康、心理健康和社会完好三个维度。其中，身体健康和心理健康可以采用医学标准进行测量，而社会完好的概念不够明确，难以测度。因此，在实践中，20 世纪 70 年代以前，世界范围内仍然主要采用医学模式测量人的健康状况。

在世界卫生组织的三维度健康概念框架下，Engel（1977）于 1977年提出了测量疾病的生物心理社会模式（biopsychosocial model），简称社会模式。在社会模式下，判断健康状况或健康状况的改善，不仅要考虑生理、病理学等生物学因素，也要考虑个人的心理状况和社会因素。其中，生物学因素包括医学模式下的身体健康状况、基因缺陷、药物和治疗状况等；心理状况包括思想、情绪、行为等；社会因素包括家庭环境、社会经济环境和文化环境等。社会模式在传统医学模式的基础上，考虑现代社会疾病谱、死因谱和危险因素的变动，将生物学、心理学和社会学结合起来，不仅关注防病治病，也关注患者生命质量的提高，以及人群的健康改善。在社会模式下，对人群健康的评价逐步从疾病预防控制向生命质量提升和健康促进发展。Borrell-Carrió et al.（2004）认为，在社会模式下，专业医生更容易理解患者对疾病和痛苦的主观评价，通过增强医疗过程中医护人员与患者的沟通，可以为患者提供更多

---

① 英文原文为 "a state of complete physical, mental and social well-being and not merely the absence of disease or infirmity"（International Health Conference 1946）。

的心理社会支持，为患者制定更加合理的生命质量改善计划。因此，在社会模式下，人的健康和人群的健康都需要从身体、心理和社会多个维度进行评价。1989 年，世界卫生组织在身体健康、心理健康和社会完好外，又增加了道德健康的维度。由此，对健康的认识由单纯的生理、心理角度上升到社会学角度的探讨。

下面将借用对疾病和健康评价的医学模式和社会模式的分类方法，进一步讨论在两种模式下对人口健康水平的综合测度问题。

1.2　人口健康综合测度

1.2.1　医学模式下的健康指标

在医学模式下，健康主要指生理功能正常或者没有疾病，包括身体和器官功能正常，没有肢体和器官损失残障等。关于疾病分类，国际上一般采用世界卫生组织给出的"关于疾病和相关健康问题的国际分类"（International Classification of Diseases and Related Health Problems，ICD）（World Health Organization，2015）。ICD 包括各类慢性病、中风、痴呆等疾病的分类、定义和编号，由世界卫生组织根据疾病和其他健康问题的发病率和流行程度制定和监测。ICD 大约每 10 年更新一次，当前的标准是于 2022 年 1 月生效的第 11 版——ICD - 11①。ICD - 1 从 1909 年开始最早在欧洲使用。

在医学模式下，对人口健康水平的描述一般采用预期寿命、特定人

---

① 详细信息参考世界卫生组织网站，https：//www. who. int/standards/classifications/classification-of-diseases。

群死亡率、特定死因死亡率等指标。预期寿命依据时期分年龄死亡率数据计算，表明假定一批人按照时期分年龄死亡率度过一生，这批人的平均生存年数或寿命。更准确的表达是，x 岁预期寿命或 x 岁预期余寿表明从 x 岁起按时期分年龄死亡率度过余生的预期余寿。对人口健康水平的综合描述一般采用 0 岁预期寿命。由于预期寿命指标不受年龄结构的影响，能够综合反映时期的死亡总水平，并且其含义与生命长度挂钩，很容易理解，因此在各种健康和发展评价中广泛使用。

对于特定人群的死亡率，一般关注死亡率水平相对较高的新生儿死亡率、婴儿死亡率、孕产妇死亡率、5 岁以下儿童死亡率等；对于特定死因死亡率，一般关注顺位前五或前十的死因死亡率，如心脑血管疾病死亡率、恶性肿瘤疾病死亡率、呼吸系统疾病死亡率、甲乙类法定传染病死亡率等。相对于全人群和全死因死亡率，这些特定人群和特定死因死亡率相对较高，特别是在人口死亡水平较高的时期，这些特定人群和特定死因死亡率的下降对人口预期寿命的提升具有较大的正向贡献。因此，其成为各个国家衡量和监测人口健康水平的主要指标。

1.2.2　社会模式下的健康状况分类

在社会模式下，世界卫生组织基于健康的身体、心理、社会三维概念框架，于 2001 年给出了健康测量的多维度框架（Chatterji et al.，2002），认为健康包括人的身体状况、心理状况和活动能力等多个维度，具体包括情感、疼痛、活动能力、认知、自我照顾和日常活动等多个方面。相应的国际标准是"关于功能、失能和健康的国际分类"（International Classification of Functioning，Disability and Health，ICF）（World Health Organization，2001）。在更早的版本中，世界卫生组织在 1980 年给出了关于残损、失能和残障的国际分类（International

Classification of Impairments，Disabilities，and Handicaps，ICIDH）
（World Health Organization，1980），ICIDH 被 2001 年的 ICF 替代。
ICF 提供了所有与人体健康有关的功能和失能状态分类，区分了残损
（impairment）、残疾/失能（disability）、残障（handicap）的含义
（World Health Organization，2001）。如果人体功能和结构损伤，则称
为残损；残疾指由于身体残损导致日常活动能力的丧失和限制的状态，
也就是进入失能状态；残障代表个体社会参与受限、无法完成社会活动
的状态。ICF 将健康状况分为身体功能和结构（body functions & struc-
ture）、个人活动（activity）、社会参与（participation）三个维度，每个
维度都受环境因素和个人因素的影响。其中，身体功能和结构指人体的
生理功能、心理功能以及人体肢体和器官功能，如视力、听力、认知、
感知等功能。个人活动指个体执行日常活动的能力，包括个人生活、家
务活动、使用工具、学习、交流、社区或社会活动等。社会参与指个人
参与与他人相关的社会活动。环境因素包括设备和技术环境、社会文化
环境、社会服务条件、物理空间环境、政策环境等；个人因素包括性
别、种族、年龄、受教育程度等。ICF 将健康的概念和分类拓展到日常
活动和社会参与当中，而日常活动和社会参与与个人所处的环境密切相
关，技术、环境和政策可以为个人的日常活动和社会参与提供支持。可
见，在 ICF 下，健康不仅是没有疾病和残损，也要具备日常活动的能力
和社会参与的能力。健康状况可以按无疾病、无残损和无失能等进行不
同级别的分类。

在理论研究上，Nagi（1965，1976，1991）提出了从疾病到失能递
进的失能进展模型，简称 Nagi 模型，其对健康状况分类产生了较大影
响。Nagi 模型将个体从健康状态到失能状态的进展过程分为病理学
（pathology）意义上的患病、人体器官受损导致的身体和智力残损

（impairment）、身体或智力缺陷导致的身体和心理功能受限（functional limitation），以及在环境和辅助设备支持下无法独自完成日常生活活动的失能（disability），即从患病到残损，再到功能受限，最后到失能。因此，在 Nagi 模型下，健康状态可以分为 4 个递进的等级：无疾病、无残损、无功能受限、无失能；相应地，不健康状态可以分为疾病、残损、功能受限、失能等 4 种逐步严重的状态。可见，健康的最低要求是无疾病，不健康的最严重情形是失能。

1.2.3　社会模式下的健康测量工具

世界卫生组织关于功能、失能和健康的国际分类标准 ICF 虽然为个体健康和功能评估提供了分类分级标准，但缺乏可操作性。与 ICF 相对应，世界卫生组织制定了相应的失能评估量表（WHO Disability Assessment Schedule，WHODAS 2.0）（World Health Organization，2010）。其既可以用于对个人和人群的健康和失能水平的测量，也可以用于临床干预效果的评价。世界卫生组织的失能评估量表包括 6 个维度，（1）认知（cognition）；（2）移动（mobility）；（3）自我照顾（self-care），包括个人卫生、穿衣、吃饭、独处；（4）与他人相处（getting along）；（5）生活活动（life activities），包括家务、休闲、工作和上学；（6）社会参与（participation），包括参与团队、社区和社会活动的能力。

除了世界卫生组织给出的失能评估量表，在实践中，基于不同的评估目的，常用的健康和失能评估量表还有 ADL、IADL、EQ-5D、SF-36 等量表。Hansluwka（1985）对多种应用广泛的人群健康测量工具做了对比分析，认为这些健康测量工具均能反映世界卫生组织关于健康的多维特征，具有较好的信度和效度，既适用于临床研究，也适用于对一般人群的健康评价。

ADL 是日常生活活动（activities of daily living）的英文缩写，最早由 Katz 提出（Katz，1963）。ADL 是测量日常生活活动能力的量表，包括如厕、进食、穿衣、梳洗、行走和洗澡等 6 项，每个问题的回答选项包括独立、部分独立、依赖 3 种。Lawton and Brody（1969）提出了工具性日常生活量表（Instrumental Activities of Daily Living，IADL）。IADL 包括打电话、购物、备餐、做家务、洗衣、使用交通工具、服药和自理财务等 8 项。Lawton and Brody（1969）将 ADL 和 IADL 合并形成生活自理量表（Physical Self-Maintenance Scale，PSMS），多用于评测老年人的失能状况和医疗康复措施的效果。

EQ－5D 由欧洲生命质量研究组（最初由英国、芬兰、荷兰、挪威和瑞典的多学科研究人员组成）于 1987 年开发使用，后来被全球不同语言的国家和地区使用，至今被广泛用于与健康相关生活质量的评价、临床评价、健康投入效率评价、人口健康和卫生经济评价等（Devlin et al.，2017）。欧洲生命质量研究组由欧洲生命质量学会（EuroQol Group Association）和欧洲生命质量研究基金（EuroQol Research Foundation）提供支持。欧洲生命质量量表（European Quality of Life Scale，Euro-QoL）[①] 包括健康描述系统（Health Descriptive System）和直观模拟标尺（EQ-Visual Analogue Scale，EQ-VAS）两部分。健康描述系统从 5 个维度测量个人的健康水平，包括行动能力（mobility）、自我照顾能力（self-care）、日常活动能力（usual activities）、疼痛或不舒服（pain/comfort）、焦虑或抑郁（anxiety/depression），每个维度包含 5 个水平（没有困难，有一点困难，中等困难，严重困难，无法进行/有非常严重的困难），所以其简称为 EQ－5D－5L 量表。直观模拟标尺采用 0～100

---

① 详细可参阅 EQ－5D 网站。

刻度的标尺测量受访者的自评健康水平。EQ－5D 量表在给出 5 个维度健康得分的基础上，通过公式将其转换为一个综合指数，用于对人群健康水平的综合评价和比较。

美国兰德公司于 1992 年开发了包含 36 个健康问题的简易健康调查表（36-Item Short Form Health Survey，SF－36）（Ware et al.，1992），主要用于对特定人群医疗效果的评价和与健康相关的生命质量评价。SF－36 是基于世界卫生组织定义的健康多维度来测量人口健康状况的量表，其包括 8 个维度：（1）身体功能（physical function）；（2）社会功能（social function）；（3）身体限制（physical role limitations）；（4）情感角色限制（emotional role limitations）；（5）心理健康（mental health）；（6）精力和活力（energy and vitality）；（7）疼痛（pain）；（8）一般健康问题（general health problem）。SF－36 的缩减版还有 SF－12，其包括 12 个问题（Gandek et al.，1998）。兰德公司开发的更为完整的健康评估量表包括 149 个项目。

上述量表一般由专业人员通过专门的工具和询问来测量，调查成本较高。在实践中，更为常用的健康调查是自评健康（self-rated health，SRH），即被调查者根据给出的问题回答自评健康结果。Jylhä（2009）认为，自评健康具有较好的信度和效度，常用于社会学、流行病学和经济学的研究，缺点是不利于不同文化和不同年龄人群间的比较研究。欧洲国家广泛采用活动限制指数（Global Activity Limitation Indicator，GALI）综合评价人口健康水平（Robine and Jagger，2003）。GALI 是由健康预期寿命和失能过程国际网络组织（Réseau Espérance de Vie en Santé，REVES）提出的自评健康指数（Robine et al.，2019），调查的问题是："在过去至少 6 个月的时间里，你感觉在多大程度上由于健康问题导致日常活动受限？"答案选项有非常受限，受限、但不严重，完全不受限 3 种。该问题限定了活动受限要至少持续 6 个月，同时活动受限是由健康问题导致的。与多维量表的失能调查相比，GALI 仅用一个问题调查失能情况，调查成本较低，在实际中容易操作。在我国，人口普查和 1% 人口抽样调查对 60 岁及以上年龄人群增加了自评健康的问题，答案选项为健康、基本健康、不健康但生活能自理、生活不能自理，但目前还没有对全年龄段人群的全国性自评健康调查。

1.2.4 社会模式下的人口健康综合测量

如前所述，在医学模式下，健康的综合测量主要采用人口预期寿命和特定人群的死亡率。在社会模式下，除了关注死亡率和生命长度之外，也要关注生命质量。特别是在人口老龄化社会，随着生命长度的延长，人们带病或带残生存期也在延长，如何测量人口的综合健康水平受到越来越多的关注。

在理论研究和实际应用中，衡量人口健康水平的综合指标分为两大类，一类是反映人口健康水平的健康预期（health expectancy，HE）类指标，另一类是反映与预期寿命和健康目标相比的健康差距测量（gap measure）。

1. 健康预期寿命

健康预期寿命采用类似预期寿命的概念，测量预期在完全健康状态下生活的等效年数，指依据某时期死亡水平和健康水平计算的、假定同批人未来平均健康生存的年数，即假定一批人按照时期分年龄死亡率和健康率度过一生，这批人的平均健康生存年数或健康寿命。依据对健康的不同分类，健康预期寿命有不同的定义和名称，例如，在 Nagi 失能进展模型下，健康受损过程从"患病"到"残损"，再到"功能受限"，最后到"失能"。健康状态相应分为无疾病、无残损、无功能受限、无失能。与此相对应的健康预期寿命分为：无疾病预期寿命、无残损预期寿命、无功能受限预期寿命和无失能预期寿命等。另外，在不同的研究目的下，基于不同的健康定义、基础数据和计算方法，健康预期寿命的计算结果会存在差异。

在理论研究中，Sanders（1964）最早提出将死亡率和失能率联系起来，以同时反映人口的生存长度和生存质量。Sullivan（1965，1971a，1971b）最早提出了健康预期寿命的计算方法，将计算预期寿命的生命表方法扩展到同时考虑分年龄死亡水平和分年龄健康水平的沙利文法。美国健康、教育和福利部最早在 1969 年采用沙利文法计算并公布了健康寿命期望（expectation of healthy life），采用的健康定义是无伤残，因此健康寿命期望的确切定义是无伤残预期寿命（disability-free life expectancy，DFLE），指无卧床和无需机构护理的寿命（free of bed-disability and institutionalization）。报告显示，1958—1966 年，美国男女人口的无失能预期寿命均有所增加，但预期寿命基本没有增加（US Department of Health，Education，and Welfare，1969）。1974 年，日本经济计划局（Economic Planning Agency，EPA）计算和公布的社会指数中包括了无失能预期寿命，其中，失能定义为因疾病导致的功能损伤（free from functional loss due to disease）。报告显示，在 1966—1970 年间，日本的人口预期寿命增速快于健康预期寿命增速，即人口寿命的增长伴随着疾病的扩展（The Council of National Living，1974）。随后，健康预期寿命受到越来越多国家的关注。1989 年，由多国研究者合作组成了健康预期寿命和失能过程国际网络组织，它在推进健康预期寿命和失能过程的相关研究中发挥了重要的作用。从 1993 年起，经济合作与发展组织（OECD）的统计数据中包含了用无伤残预期寿命衡量的健康预期寿命。

在健康预期寿命的计算方法上，Katz et al.（1983）采用双减因生命表法（double-decrement life tables）计算积极预期寿命（active life expectancy），用于测量无功能残损的预期寿命。后来发展出多状态生命表法（multistate life tables）（Rogers et al.，1989；Branch et al.，1991）。Mathers and Robine（1997a，1997b）通过实证分析得出，采用沙利文法、双减因生命表法和多状态生命表法计算的健康预期寿命差别不大。

2000 年，世界卫生组织在其发布的《2000 年世界健康报告》中首次引入残疾调整预期寿命（disability adjusted life expectancy，DALE），作为衡量人口健康水平的综合指标，用于评估 191 个成员的健康系统运行状况（WHO，2000）。DALE 是基于 300 多种疾病、残损和失能经过权重调整计算的健康预期寿命指标。从 2002 年起，为了更直观地体现健康预期寿命指标中不仅包含残疾因素，也包括疾病和残损等因素，并从正向方面反映人口的健康总水平，世界卫生组织将残疾调整预期寿命更名为健康调整预期寿命（health adjusted life expectancy，HALE）。HALE 更能体现对健康状况不佳的时间进行调整后的预期寿命，即根据目前的健康状况和死亡率，一个假定队列人口在所定义的完全健康状况下预期的存活年数。其中，对健康状况不佳时间是结合《2000 年全球疾病负担》研究中的特定病种（condition-specific）估计值与健康调查中得出的不同健康状态的流行率的估计值计算的。目前世界卫生组织公布的健康预期寿命相关指标包括每个成员的居民 0 岁和 60 岁的 HALE。

健康预期寿命与预期寿命类似，具有可解释的实际意义，符合人们的经验认知习惯，很容易被人们理解和接受，因此被认为是目前可用的最佳的人口健康综合测量指标。

2. 健康差距测量

在健康差距测量方面，常用的指标是失能调整生命年（disability-adjusted life year，DALY），衡量人口的实际健康与某些确定的目标之间的差距，包括过早死亡损失生命年（years of life lost due to premature mortality，YLL）及由于疾病损伤和失能损失的健康生命年（years of healthy life lost due to disability，YLD）。DALY 同时考虑过早死亡以及疾病损伤和失能造成的健康损失，等于 YLL 和 YLD 之和，一般用每 10 万人的 DALY 表示。

DALY 一般按年龄、性别、时间和病种分别计算，测量不同病种导致的健康损失和疾病负担，可用于分析疾病干预的效果和健康投入的效益。t 年 x 岁 s 性别 c 死因的过早死亡损失生命年表示为 YLL(t, x, s, c)，等于 t 年 x 岁 s 性别 c 死因的死亡人数 $N(t, x, s, c)$ 与 x 岁 s 性别的标准损失寿命年 $L(x, s)$ 之积。例如，t 年 50 岁男性每 10 万人死于心脏病的人数为 10 人，50 岁标准的预期余寿为 30 年，那么 t 年 50 岁男性因心脏病死亡的过早死亡损失生命年等于每 10 万人 300 人年（YLL＝10×30＝300）。

t 年 x 岁 s 性别 c 病种的疾病和失能损失的健康生命年表示为 YLD(t, x, s, c)，等于 t 年 x 岁 s 性别 c 病种的发病人数乘以 t 年内 x 岁 s 性别 c 病种的疾病持续时间（从发病到疾病康复或死亡的时间）再乘以 x 岁 s 性别 c 病种的失能权重。其中，失能权重介于 0～1 之间，0 代表完全健康，1 代表失能，该权重反映疾病对健康影响的严重程度，通常由专家确定。例如，t 年 50 岁男性每 10 万人心脏病发病人数为 10 人，疾病平均持续时间为 0.5 年，疾病权重为 0.5，则疾病和失能损失的健康生命年等于每 10 万人 2.5 人年（YLD＝10×0.5×0.5＝2.5）。

在 20 世纪 80 年代以前，基本采用疾病模式来评价个体健康，疾病负担一般采用 YLL 来评价。Dempsey（1947）指出，在 20 世纪 40 年代用于计算 YLL 的标准寿命目标为 65 岁。Erickson et al.（1989）认为，随着人口寿命的延长，非致命的健康问题导致的疾病负担引起了人们的重视，综合考虑死亡和疾病的负担，采用 DALY 综合衡量疾病负担受到重视。世界卫生组织在 1990 年的全球疾病负担（global burden disease，GBD）预测分析报告中，采用 DALY 衡量健康差距。在世界银行发布的《1993 年世界发展报告》中（World Bank，1993），首次采用 DALY 描述疾病负担。

在实际应用中，由于获取种类繁多的疾病发病和持续时间的纵向数据难度较大，失能权重的确定较为主观，YLL 基于标准生命表或目标生命表计算的结果很难用于不同国家的直接比较。特别是在老龄化社会，老年人的退行性疾病和同时患有多种疾病的情况比较普遍，分解单一病种的疾病负担意义不大（Williams，1999）。另外，在测算中，对患有两种及两种以上疾病的共病情况进行调整的难度较大，因此在实际应用中受到一定的限制。

考虑到 DALY 在计算和可解释性方面存在的问题，在 1995 年，健康预期寿命和失能过程国际网络组织基于计算 DALY 的数据计算了残疾调整预期寿命（DALE）。与 DALY 相比，DALE 不受年龄结构的影响，没有疾病权重问题，同时更容易理解和解释，更容易用于国际比较分析，但缺点是不利于成本效益分析。全球疾病负担使用 DALY 来评估全球疾病和伤害的负担。

1.3 国民健康综合评估指标体系

如前所述，在医学和社会模式下，人口健康综合水平可以用全人群、全生命周期的人口死亡水平、分死因死亡水平、患病和残障水平、人口预期寿命和健康预期寿命等指标来衡量。除了人口健康水平，对国民健康的综合评价一般还需关注影响健康的相关因素，包括人们的行为与生活方式、健康环境、健康服务与保障以及健康政策等方面，这些影响因素可以为解决健康问题提供相应指导，为国家的健康促进提供相应保障。

1.3.1　相关国际经验

梳理相关文献可以发现，在世界范围内并没有一套通用的国民健康评价指标体系。联合国、世界卫生组织、欧盟委员会、经济合作与发展组织等国际组织在国民健康与福祉发展目标、统计指标体系与综合评价方面给出了相应的建议。联合国全球可持续发展目标[①]中包含了健康与福祉子目标，其中反映健康状况的指标包括新生儿死亡率、孕产妇死亡率、5 岁以下儿童死亡率等。世界卫生组织每年发布的世界健康统计年鉴[②]采用的主要健康指标包括 0 岁和 60 岁的预期寿命、健康预期寿命、健康预期寿命在预期寿命中的占比、分病种发病率和死亡率，以及以失能调整生命年反映的主要疾病负担等。欧盟委员会设立了欧盟健康计划（EU Health Programme）[③]，包含人口社会经济、健康状况、健康影响因素、健康服务、健康促进等五大维度，共有 88 个核心指标（European Core Health Indicators，ECHI）。经济合作与发展组织定期发布的健康概览[④]，从健康水平、健康危险因素、医疗保障水平、医疗资源等方面反映了成员的健康状况。其中主要的健康指标包括预期寿命、婴儿死

---

① 参见联合国可持续发展目标网站。
② 参见世界卫生组织 2022 年统计年鉴网站。
③ 参见欧盟健康计划网站。
④ 参见 OECD 健康概览 2021。

亡率、主要死因死亡率、主要慢性病患病率、自评不健康比率等；主要危险因素包括吸烟、饮酒、超重、运动不足、空气污染等。

不同国家在不同的发展阶段，依据不同的健康发展目标，形成了相应的国民健康评价指标体系。例如，美国从 1980 年起，每隔 10 年就制定一个健康国民（Healthy People）[①] 计划，针对当前的健康发展水平和健康问题，制定未来 10 年的健康目标、重点领域和主要监测指标（Leading Health Indicator，LHI）。经过几十年的不断更新迭代，健康国民的发展目标不断提高。其中，"健康国民 1990"强调降低全生命周期的死亡率、加强疾病预防；"健康国民 2000"强调提高健康寿命，缩小健康差距，提高健康服务水平；"健康国民 2010"强调改善生命质量，消除健康差距而不仅仅是缩小差距；"健康国民 2020"强调避免可预防性疾病、残疾、伤害和过早死亡，实现健康公平、消除健康差距、改善所有人群的健康，创造健康友好的社会和自然环境，提高生命质量，倡导健康行为。在健康监测方面重点关注超重肥胖和精神健康问题，在健康影响因素方面重点关注卫生服务可及性、医疗预防服务、环境质量、酗酒及药物滥用、吸烟、体育运动等。"健康国民 2030"更加强调健康公平和改善所有人的社会福祉，强调普及健康知识、提高健康素养、改善健康环境、促进健康行为和生活方式等的重要性，并将体育活动作为优先健康促进目标。

与健康国民目标相对应，美国威斯康星大学人口健康研究所和罗伯特伍德约翰逊基金会从 2010 年起联合发布县级健康指数（Patrick et al.，2015），以直观方式反映县域间的健康差距。该指数包括健康结果和健康影响因素两个维度，健康结果分为描述生命长度和生命质量的两

---

① 参见 https：//health. gov/healthypeople/about/healthy-people - 2030 - framework。

类指标，影响因素包括行为、医疗、社会经济、环境等因素。其中行为因素包括吸烟、饮食、运动、喝酒、性行为等，医疗因素包括医疗保障覆盖水平、医疗保障质量，社会经济因素包括教育、就业、收入、家庭和社会支持、社区安全等，环境因素包括空气和水的质量、住房和交通等。

1.3.2　我国国民健康指标体系构建

在我国，随着社会经济的发展，提高人民健康水平成为国民经济和社会发展的重要任务。《中华人民共和国国民经济和社会发展第十一个五年规划纲要》（2006—2010 年）明确列出提高人民健康水平的发展目标，指出要"高度关注人民健康，加大政府投入力度，加快发展医疗卫生事业，认真解决群众看病难看病贵问题"。《中华人民共和国国民经济和社会发展第十二个五年规划纲要》（2011—2015 年）首次将人均预期寿命提高列为发展目标。2016 年，中共中央、国务院颁布了《"健康中国 2030"规划纲要》，提出要实现"全方位、全周期维护和保障人民健康，大幅提高健康水平，显著改善健康公平"。健康中国的发展目标包括健康水平、健康生活、健康服务和保障、健康环境、健康产业等 5 个方面的主要指标。2021 年发布的《中华人民共和国国民经济和社会发展第十四个五年规划和 2035 年远景目标纲要》提出，要全面推进健康中国建设，"把保障人民健康放在优先发展的战略位置，坚持预防为主的方针，深入实施健康中国行动，完善国民健康促进政策，织牢国家公共卫生防护网，为人民提供全方位全生命期健康服务"。2022 年国务院办公厅印发了《"十四五"国民健康规划》（以下简称《规划》），要求把人民群众生命安全和身体健康放在第一位，贯彻新时代党的卫生健康工作方针，全面推进健康中国建设，实施积极应对人口老龄化国家战略，加快实施健康中国行动，深化医药卫生体制改革，持续推动发展方式从以治病为中心转变为以人民健康为中心，为群众提供全方位全周期健康服务，不断提高人民健康水平。《规划》提出的国民健康总体发展目标是："到 2025 年，卫生健康体系更加完善，中国特色基本医疗卫生制度逐步健全，重大疫情和突发公共卫生事件防控应对能力显著提升，中医药独特优势进一步发挥，健康科技创新能力明显增强，人均预期寿命在 2020 年基础上继续提高 1 岁左右，人均健康预期寿命同比例提高。"主要发展领域包括健康水平、健康生活、健康服务、健康保障、健康环境、健康产业等六大领域。其中，健康水平的测量指标包括人均预期寿命、人均健康预期寿命、孕产妇死亡率、婴儿死亡率、5 岁以下儿童死亡率、重大慢性病过早死亡率等 6 个指标；健康生活的测量指标包括居民健康素养水平、经常参加体育锻炼人数比例、15 岁以上人群吸烟率等 3 个指标；健康服务的测量指标包括孕产妇系统管理率和 3 岁以下儿童系统管理率、以乡（镇、街道）为单位适龄儿童免疫规划疫苗接种率、严重精神障碍管理率、全国儿童青少年总体近视率、设置中医临床科室的二级以上公立综合医院比例等 5 个指标；健康保障的测量指标包括个人卫生支出占卫生总支出的比重、职工基本医疗保险政策范围内住院费用基金支付比例、城乡居民基本医疗保险政策范围内住院费用基金自付比例等 3 个指标；健康环境的测量指标包括地级及以上城市空气质量优质天数比例、地表水达到或好于Ⅲ类水体比例、国家卫生城市占比等 3 个指标；健康产业的测量指标是健康服务业总规模。

《规划》是"十四五"期间（2021—2025 年）全面推进健康中国建设的行动计划，为健康中国综合评价提供了基本指引。考虑到本研究的目的是从省级层面和个人微观层面，对全国、各省和微观个体的国民健康水平和影响因素进行分析评价，本研究重点关注居民的健康水平、健康生活、健康服务与保障、健康环境等四大维度。

对于健康水平维度，考虑到分省、分城乡、分人群数据的可得性，本研究采用婴儿死亡率、5 岁以下儿童死亡率、孕产妇死亡率、人均预期寿命以及 60 岁以上人群自评健康比例等 5 个指标。这些指标与《规划》中所列指标基本一致。不同的是，考虑到人均健康预期寿命在我国还没有公认可比的实际数据，本研究采用人口普查和人口抽样调查提供的 60 岁以上人口自评健康[①]比例作为替代。

健康生活维度一般包括合理膳食、戒烟戒酒、身体锻炼等健康行为因素以及健康素养水平两个方面。对于健康行为，我们采用吸烟率、有害饮酒率、身体活动不足率、人均蔬菜水果摄入不足的比例等指标。对于健康素养水平，由于数据限制，我们采用基于调查和网络舆情分析的居民健康意识和健康意识网络舆情指数。与《规划》相比，基于调查数据和网络舆情分析方法，我们增加了有害饮酒率指标、人均蔬菜水果摄入不足的比例以及健康意识网络舆情指数，以更全面地反映人们的健康行为和健康素养水平。

健康服务与保障维度包括医疗保障能力和医疗卫生资源两个方面。考虑到我国基本医疗保险基本实现全覆盖，职工和城乡居民基本医疗保险政策范围内住院费用基金支付比例相对稳定，对于医疗保障能力，我们采用城镇居民和农村居民家庭灾难性医疗支出风险度、卫生健康支出占地方财政支出的比重、个人卫生支出占卫生总费用的比重、居民人均可支配收入等 5 个指标；对于医疗卫生资源，采用每千人口注册护士数、每千常住人口执业（助理）医师数、每万人口全科医生数、每千人

---

① 自评健康是对自身健康状况所做的主观感受与客观症状的综合健康状况评估，自评健康可以揭示老年人生理、心理、社会适应及生活满意度的综合水平。

口公共卫生人员数、每千人口医疗机构数、每千人口医疗卫生机构床位数等指标。

健康环境维度一般包括自然环境和工作、生活环境等，如清洁的空气、安全饮用水、健康住房、卫生整洁的垃圾处理及厕所卫生、社区环境、城市绿化、基础设施等。本研究的健康环境包括植被绿化、空气质量、水质及垃圾处理等3个维度。植被绿化采用建成区绿化覆盖率、人均公园绿地面积测度；空气质量采用 PM 2.5 年均浓度、地级及以上城市达到国家二级标准天数比例测度；水质及垃圾处理采用地表水质量达到或好于Ⅲ类水体比例、城镇生活垃圾无害化处理率测度。这些指标比《规划》中给出的指标更为全面具体。表1-1列出了本研究提出的国民健康发展评价的指标体系。

表 1-1　国民健康发展评价的指标体系

一级指标	二级指标	三级测度指标
健康水平	身体健康	婴儿死亡率（‰）
		5 岁以下儿童死亡率（‰）
		孕产妇死亡率（1/10 万）
		人均预期寿命（岁）
		60 岁以上人群自评健康比例（%）
健康生活	健康行为	吸烟率（%）
		有害饮酒率（%）
		身体活动不足率
		人均蔬菜水果摄入不足的比例（%）
	健康素养水平	居民健康意识
		健康意识网络舆情指数
健康服务与保障	医疗保障能力	城镇居民家庭灾难性医疗支出风险度（%）
		农村居民家庭灾难性医疗支出风险度（%）
		卫生健康支出占地方财政支出的比重（%）

续表

一级指标	二级指标	三级测度指标
健康服务与保障	医疗保障能力	城镇居民家庭灾难性医疗支出风险度（%）
		居民人均可支配收入（元）
	医疗卫生资源	每千人口注册护士数（人）
		每千常住人口执业（助理）医师数（人）
		每万人口全科医生数（人）
		每千人口公共卫生人员数（人）
		每千人口医疗机构数（家）
		每千人口医疗卫生机构床位数（张）
健康环境	植被绿化	建成区绿化覆盖率（%）
		人均公园绿地面积（m^3/人）
	空气质量	PM 2.5 年均浓度（$\mu g/m^3$）
		地级及以上城市达到国家二级标准天数比例（%）
	水质及垃圾处理	地表水质量达到或好于Ⅲ类水体比例（%）
		城镇生活垃圾无害化处理率（%）

1.4　研究目标和内容框架

本研究报告构建了中国国民健康发展评价指标体系，从健康状况、健康生活、健康服务与保障、健康环境等多个维度评估中国不同地区国民健康的发展水平。第 1 章是总论，系统梳理了国际上关于健康综合评价的相关理论和实践进展，给出中国国民健康发展评价的指标体系。第 2 章是人口健康发展状况的统计描述，对我国国民健康的水平、人群差异和随时间变动的情况进行分析，对国民健康水平进行国际比较分析。

主要指标包括：预期寿命、健康预期寿命、婴儿死亡率、孕产妇死亡率、5 岁以下儿童死亡率、分死因死亡率；人口普查和调查的 60 岁及以上年龄标化的健康率、基本健康率、不健康但能自理率、不自理率等。第 3 章是国民健康指数编制，包括国民健康指数规范、测度体系与综合评价方法、国民健康水平指数和国民健康因素指数等。第 4 章是国民健康水平与影响因素，对国民健康水平指数及影响因素进行分析，包括不同区域国民健康水平差异比较，健康水平与健康生活、健康水平与健康服务和保障、健康水平与健康环境的关系，各省区国民健康水平指数的特点及关系等。第 5 章是重大疾病防控与国民健康，包括传染病与国民健康、慢性病与国民健康，对各省区传染病和慢性病发病率趋势和影响因素进行分析。第 6 章是健康生活与国民健康，探讨健康意识的内涵与居民健康意识现状，居民健康行为情况，健康意识和健康行为，以及两者综合的健康生活指数对国民健康状况的影响。第 7 章是健康服务保障与国民健康，包括医疗保障能力和医疗卫生资源分析，对医疗保障能力和医疗卫生资源的多级指标进行比较分析。第 8 章是健康环境与国民健康，分析植被绿化、空气质量、水质及垃圾处理等环境因素的水平和区域差异，以及环境因素对国民健康的影响。第 9 章是基于网络舆情的国民健康分析，利用大数据分析的手段，从互联网获取国民健康意识和心理健康的相关文本信息，对国民健康意识和负面情绪的特征和发展趋势进行分析。

第 2 章

人口健康发展状况

本章采用健康水平测量指标，从全死因死亡水平、分死因死亡水平以及自评健康的角度对中国国民的健康水平、人群差异和随时间变动的情况进行统计描述，分析人口死亡率的性别年龄差异和随时间的变动特点，预期寿命以及婴儿、孕产妇和 5 岁以下儿童等特殊人群死亡率的变动趋势和地区差异，分死因死亡的分布和变动特征，以及老年人口自评健康情况等。同时，利用国际可比数据，对人口健康水平和差异进行国际比较分析。

2.1　全死因死亡水平

全死因死亡指一定时期内各种原因导致的总死亡，即无论何种原因导致的死亡均记作死亡。全死因死亡水平通常用一定时期内各种原因导致的总死亡在该人群总人口中的占比，即全死因死亡率来衡量。本节将从全人口、分性别年龄、特殊人群的角度分析自新中国成立以来全死因死亡水平的变化状况，展示预期寿命在历次普查间的变化。本节数据来自《中国统计年鉴—2022》《中国卫生健康统计年鉴—2022》《中国人口和就业统计年鉴—2021》《中国人口统计年鉴—2002》，1981 年、1990 年、2000 年、2010 年、2020 年五次人口普查数据，国家统计局、各省区卫生公报等公开资料。

2.1.1 死亡人数和性别年龄分布

自新中国成立以来，我国人口死亡率不断降低，从 1949 年的 20‰
降低到 1979 年的 6.21‰。其间在 20 世纪 60 年代初，死亡率陡然上升，
至 25.43‰后又骤降至稳定水平。20 世纪 80 年代以后，随着人口年龄
结构的逐步老化，总人口死亡率小幅上升，2021 年人口死亡率为
7.18‰。随着死亡率在 1949—1979 年间的大幅下降，年度死亡人数从
1949 年的 1 083.34 万人降到 1978 年的 601.62 万人。随着人口总规模的
不断扩大，我国年度死亡人数不断增加，从 1979 年的 605.74 万人上升
到 2021 年的 1 014.25 万人。具体如图 2－1 所示。[①]

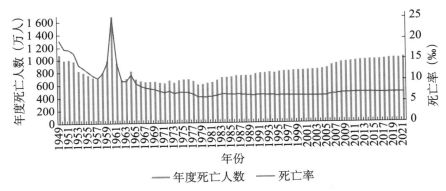

图 2－1　1949—2021 年全国年度死亡人数及死亡率

在人口老龄化进程中，年度死亡人数更多集中在老龄阶段。图 2－2
是依据 1981 年和 2020 年人口普查数据绘制的分性别年龄死亡人数分
布[②]，男性在左、女性在右，死亡人数分布的中位数及 50%区间已在图
中标出。如图所示，在 1981 年，不足 1 岁的死亡人数在分年龄死亡人数
中最多，到 2020 年已降到较低水平。与 1981 年相比，2020 年人口死亡

---

① 数据参见国家统计局官网。
② 参见 1981 年、2020 年人口普查资料，《中国人口和就业统计年鉴—2021》。

年龄更多集中在老年阶段，男性和女性的中位死亡年龄分别从 1981 年的 60 岁和 63 岁提高到 2020 年的 73 岁和 79 岁。1981 年男性和女性死亡人数分布的 50％区间分别集中在 29～72 岁和 28～75 岁，共跨越了 43 个和 47 个年龄区间；到 2020 年，男性和女性死亡人数分布的 50％区间分别集中在 62～82 岁和 69～86 岁，共跨越了 20 个和 17 个年龄区间，明显更向老龄集中。在同一年份，女性各年龄死亡人数均少于男性。与男性相比，女性死亡人口集中在更老龄阶段。

2.1.2 分性别年龄死亡率和死亡率改善[①]

基于 1981 年、1989 年、2000 年、2010 年、2020 年人口普查提供的

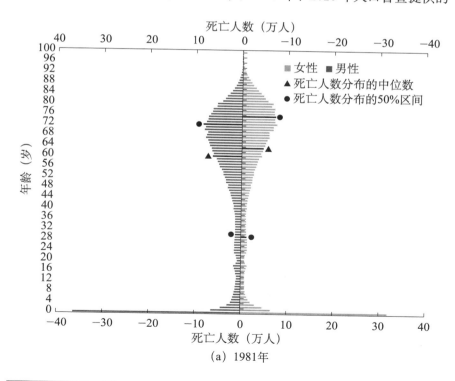

(a) 1981年

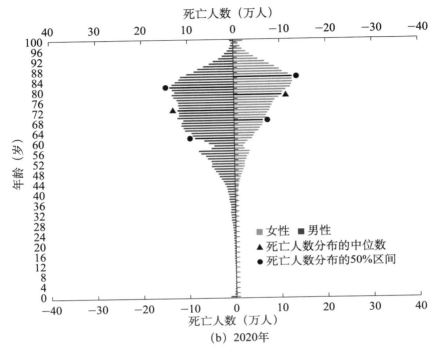

图 2 - 2 全国男性、女性 1981 年、2020 年死亡人数分布

分性别年龄人口数和死亡人数数据，可以得出全国人口分性别年龄死亡率。考虑到 5～50 岁区间的死亡率较低，直接绘图难以显示 5～50 岁区间的死亡率随时间的变化，在这里，我们对死亡率做取对数处理。考虑到基于人口抽样调查数据的波动性，这里仅选取历次普查年的数据进行描述和分析。图 2 - 3 显示了不区分性别的全人口分年龄对数死亡率在历次普查年随时间的变化。

如图 2 - 3 所示，根据年龄组可知，分年龄对数死亡率随着年龄的增加整体上呈现先下降后上升的趋势。对数死亡率在 0 岁时较高，随着年龄的增长，逐渐下降，到 5～9 岁、10～14 岁，下降到最低点，之后随着年龄的增长，逐步上升。从时间上看，分年龄对数死亡率近年来不断

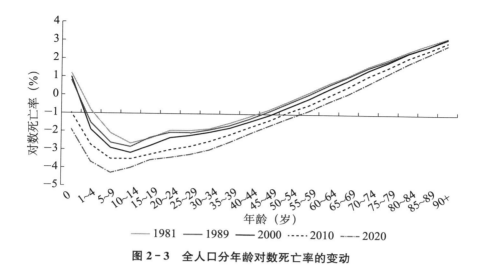

图 2 - 3　全人口分年龄对数死亡率的变动

下降。

图 2 - 4 给出了普查年男性和女性分年龄对数死亡率随时间的变动。如图所示，与全人口类似，无论男性还是女性，从时间上看，分年龄对数死亡率均随时间下降；从年龄来看，0 岁、1～4 岁和 5～9 岁的对数死亡率下降最快，2000 年后，0 岁的对数死亡率下降速度加快。以普查年为界，将 1981—2020 年分为 4 个经验期，表 2 - 1 列出了各经验期我国男女性分年龄死亡率年均改善率，死亡率年均改善率采用王晓军等（2013）提出的 $r_x^{t\to t+k} = 1 - \left(\dfrac{q_x^{t+k}}{q_x^t}\right)^{\frac{1}{k}}$ 公式计算。由表 2 - 1 可知，1981—1989 年，0 岁男女性人口死亡率年均改善率分别为 5.621%、3.531%，2010—2020 年 0 岁男女性人口死亡率年均改善率提高到 7.767%、9.916%，女性的改善率由低于男性提高至超越男性。这可能与女婴死亡率的降低有关——受人们生育观念转变的影响，重男轻女的现象有所缓解，女婴在营养、食物以及医疗保健等方面遭受歧视性待遇等状况有所改善（李树苗等，1996）。1～4 岁男女性人口死亡率年均改善率由

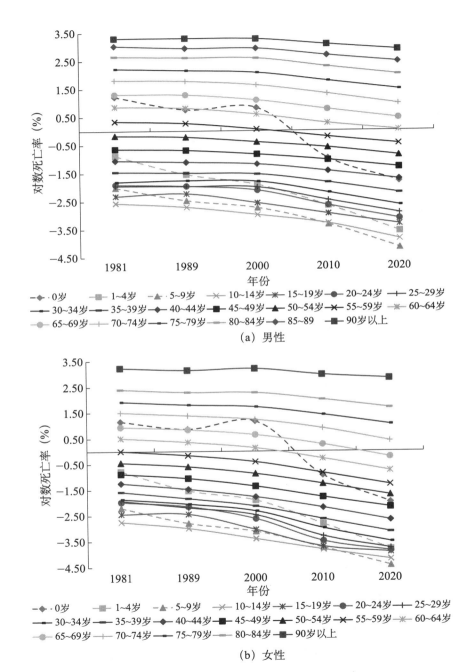

（a）男性

（b）女性

图 2-4 普查年男性、女性分年龄对数死亡率变化图

1981—1989 年的 7.863％、8.908％提高到 2010—2020 年的 8.651％、9.253％，5～9 岁男女性人口死亡率年均改善率由 1981—1989 年的 5.641％、7.129％提高到 2010—2020 年的 7.948％、6.580％。其他年龄改善率在 2010—2020 年经验期较之 1981—1989 年、1989—2010 年普遍有所提高，0 岁、85 岁以上年龄组在 2000—2010 年时间段的改善速度降低，这可能与 21 世纪初期我国经济水平的飞速提高、医疗技术的快速进步以及新型农村合作医疗制度的建立与实施有密切的关系。

表 2-1　1981—2020 年分年龄死亡率年均改善率（％）

年龄组（岁）	1981—1989 年		1989—2000 年		2000—2010 年		2010—2020 年	
	男	女	男	女	男	女	男	女
0	5.621	3.531	−0.560	−2.742	16.470	18.968	7.767	9.916
1～4	7.863	8.908	3.314	3.383	7.290	8.890	8.651	9.253
5～9	5.641	7.129	2.428	2.925	5.766	6.110	7.948	6.580
10～14	1.791	3.049	2.503	3.652	3.097	4.081	5.342	3.669
15～19	−1.041	0	3.029	5.364	3.850	6.376	3.603	2.101
20～24	0.701	2.121	1.403	4.252	5.298	8.319	4.658	3.678
25～29	0.268	3.262	0.314	2.578	4.632	7.956	4.461	4.489
30～34	−0.572	2.336	0.357	2.470	3.939	6.520	4.409	5.053
35～39	0.475	3.171	0.408	2.685	2.982	4.949	3.610	4.813
40～44	0.749	2.790	0.682	2.718	2.476	4.138	2.859	4.677
45～49	0.567	2.106	1.345	2.766	2.090	4.134	2.524	3.839
50～54	0.650	1.842	1.634	2.487	1.996	3.906	2.779	4.196
55～59	0.897	2.045	1.932	2.274	2.701	4.262	2.433	4.396
60～64	0.663	1.876	2.001	2.064	3.141	4.133	2.379	4.572
65～69	0.234	1.281	1.763	1.795	3.255	3.713	3.063	4.782
70～74	0.466	1.519	1.334	1.380	3.159	3.313	3.548	4.737
75～79	0.774	1.484	0.750	0.749	2.964	3.045	2.987	3.578

续表

年龄组（岁）	1981—1989 年		1989—2000 年		2000—2010 年		2010—2020 年	
	男	女	男	女	男	女	男	女
80～84	0.533	1.353	0.211	0.155	2.973	2.721	2.797	3.160
85～89	1.041	1.754	0.084	0.023	2.500	2.291	2.232	2.130
90+	−0.001	1.062	0.227	−0.519	1.995	2.349	1.865	1.411

2.1.3　特殊年龄人群死亡率

随着社会经济的发展、医疗卫生条件的改善，特别是妇幼保健事业的发展，我国的婴儿死亡率、孕产妇死亡率和 5 岁以下儿童死亡率快速下降，主要健康指标居于中高收入国家前列，但不同地区之间仍有较大差距。鉴于数据来源的限制，新中国成立后的全国婴儿死亡率、孕产妇死亡率和 5 岁以下儿童死亡率等指标最早仅可追溯至 1991 年，并且各省区指标存在不同程度的缺失。本节基于可追溯到的数据进行人群全死因死亡率水平的展示与描述。

1. 婴儿死亡率

图 2-5 显示了我国婴儿死亡率呈逐年降低的态势[①]。婴儿死亡率是年内未满周岁的婴儿死亡总数在同期活产婴儿总数中的占比。由图 2-5 可知，婴儿死亡率在 1991—2021 年 30 年间逐年快速降低，由 1991 年的 50.2‰降至 2021 年的 5.0‰，下降约 90%，降幅达 45.2 个千分点。

图 2-6 显示了各省区 2015 年与 2020 年的婴儿死亡率[②]，其中，西藏自治区、黑龙江省、河北省、云南省 2020 年的数据未包含在内。

---

① 数据参见国家统计局官网。
② 数据参见各省区卫生公报及公开资料。

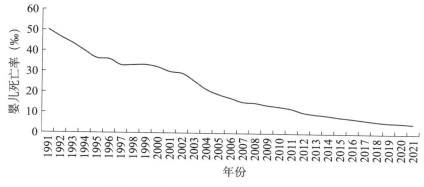

图 2-5　全国婴儿死亡率随时间变化图

2020 年，青海省、新疆维吾尔自治区的婴儿死亡率水平最高，分别为 7.01‰、6.75‰，浙江省、北京市、广东省的婴儿死亡率最低，分别为 1.97‰、1.98‰ 和 2.13‰。婴儿死亡率水平最高的青海省和婴儿死亡率水平最低的浙江省相差 5.04 个千分点，这表明我国婴儿死亡率还有一定的下降空间。从已有数据可知，各省区 2020 年婴儿死亡率较 2015 年均有所下降，但降幅各不相同：西北地区如新疆维吾尔自治区、甘肃省、陕西省降幅明显，新疆维吾尔自治区的降幅最大，5 年降幅达到 15.25 个千分点；湖南省的降幅次之，达到 5.54 个千分点；北京市、广东省、浙江省的婴儿死亡率已达到较低水平，降幅不明显。

2. 孕产妇死亡率

孕产妇死亡率是年内孕产妇死亡数与当年活产数之比，表示每 10 万孕产妇中的死亡数。图 2-7 给出了全国孕产妇死亡率随时间变动的趋势[①]。由图可知，全国孕产妇死亡率在 1991—2021 年的 30 年期间快速下降，由 1991 年的 80/10 万降至 2021 年的 16.1/10 万，降幅高达

---

① 数据参见国家统计局官网。

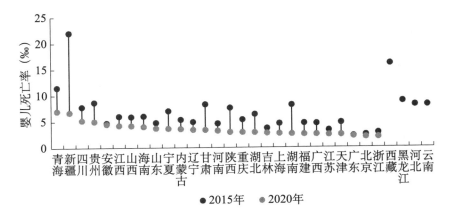

图 2 - 6　2015 年、2020 年各省区婴儿死亡率

36.9/10 万。其中，孕产妇死亡率在 2002—2003 年期间轻微上升，这可能是由于非典疫情对人们的身体健康和生命安全构成了威胁，尤其是对孕产妇的健康安全造成了严重冲击。

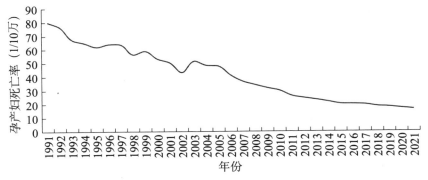

图 2 - 7　全国孕产妇死亡率随时间变化图

　　图 2 - 8 显示了各省区 2015 年与 2020 年的孕产妇死亡率①。从数据看，2020 年西藏自治区和青海省的孕产妇死亡率相对较高，分别为 47.9/10 万、24.9/10 万，其他省区的孕产妇死亡率普遍降低，2020 年

――――――――――――

　　①　数据参见 EPSDATA 官网。

浙江省和北京市的孕产妇死亡率已分别降低至 3.9/10 万和 4.8/10 万。与 2015 年相比，2020 年海南省、辽宁省、湖北省、上海市、江苏省的孕产妇死亡率有轻微上升，平均上升幅度为 2.9/10 万，其中海南省升幅最大，为 6.8/10 万，说明其妇幼健康服务能力亟须提升，以使重点人群健康逐步得到保障。甘肃省和广东省 2020 年的孕产妇死亡率与 2015 年基本持平，其余省区孕产妇死亡率均有所降低，西藏自治区、新疆维吾尔自治区的降幅最为明显。西藏自治区的降幅最大，由 2015 年的 100.9/10 万降至 2020 年的 47.9/10 万，但 2020 年西藏自治区仍为孕产妇死亡率最高的省区；新疆维吾尔自治区的降幅次之，由 2015 年的 38.5/10 万降低到 2020 年的 17/10 万。

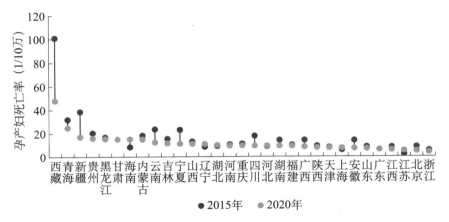

图 2-8　2015 年、2020 年各省区孕产妇死亡率

3. 5 岁以下儿童死亡率

5 岁以下儿童死亡率是年内未满 5 岁儿童死亡人数与活产数之比。图 2-9 显示了全国 5 岁以下儿童死亡率随时间变动的趋势图①。由图可知，我国 5 岁以下儿童死亡率在 1991—2021 年 30 年间逐步降低，由

---

① 数据参见国家统计局官网。

1991 年的 61.0‰降至 2021 年的 7.1‰，下降了 88.4％，降幅高达 53.9 个千分点。

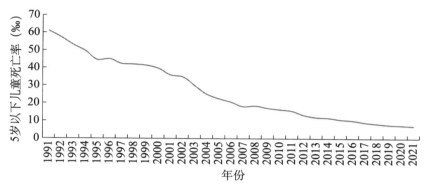

图 2-9　全国 5 岁以下儿童死亡率随时间变化图

图 2-10 显示了各省区 2015 年与 2020 年 5 岁以下儿童死亡率的对比[①]。2020 年，上海市 5 岁以下儿童死亡率最低，为 2.45‰，北京市次之，为 2.66‰，新疆维吾尔自治区、青海省等西北地区 5 岁以下儿童死亡率仍然较高。各省区 2020 年 5 岁以下儿童死亡率较 2015 年均有所降低，湖南省降幅最大，由 2015 年的 12.96‰降至 2020 年的 4.47‰，降低 8.49 个千分点；宁夏回族自治区、四川省、贵州省次之；浙江省和北京市 5 岁以下儿童死亡率较低，降幅不明显。

2.1.4　预期寿命

图 2-11 显示了全国男性、女性 0 岁预期寿命在 5 次普查年及 2005 年、2015 年两次小普查年间的变化[②]。由图可知，我国人口预期寿命在过去 40 年间不断提高。1981—2020 年，女性的预期寿命均高于男性，

①　数据参见各省区卫生公报及公开资料，一些省区数据因尚未公布而欠缺。
②　数据参见《中国卫生健康统计年鉴—2022》《中国统计年鉴—2022》。

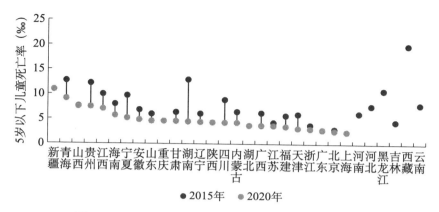

图 2-10 2015 年、2020 年各省区 5 岁以下儿童死亡率

女性预期寿命增幅也大于男性，男性由 1981 年的 66.4 岁增加至 2020 年的 75.37 岁，女性由 1981 年的 69.3 岁增加至 2020 年的 80.88 岁。人口预期寿命平均每 10 年增加约 3 岁。如果父子或母女两代人的平均年龄差为 20~26 岁，那么两代人对应的时期预期寿命相差约 6~7.5 岁。

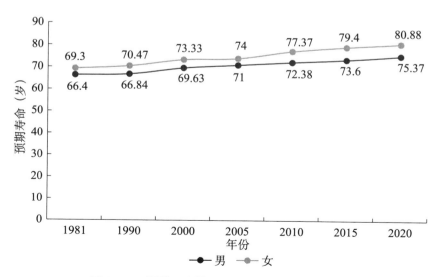

图 2-11 男性、女性 0 岁预期寿命随时间变化图

图 2-12 显示了历次普查年各省区居民的预期寿命及变化①。由图可知，我国居民健康状况持续改善，各省区居民的 0 岁预期寿命在过去 30 年间随时间的推移均有所延长，涨幅却各不相同：新疆维吾尔自治区、重庆市涨幅最大，分别由 1990 年的 63.59 岁、66.33 岁提高到 2020 年的 75.65 岁、78.56 岁，分别增长 12.06 岁、12.23 岁；原本预期寿命较高的上海市、北京市等涨幅相对不明显。2020 年，上海市、北京市预期寿命最高，天津市、浙江省次之，均高于 80 岁，而云南省、青海省、西藏自治区仍低于 75 岁，表明这些地区须进一步提高社会经济发展水平，做好优质医疗资源扩容和区域均衡布局。尤其是地理位置、气候条件、医疗水平等均不具优势的西藏自治区，预期寿命在各普查年均低于其他省区。对此，国家相关部门须优化配置及合理倾斜资源以保障人口健康水平的均衡发展。

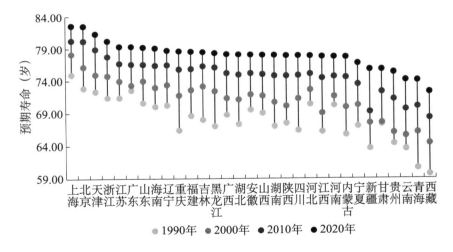

**图 2-12　1990 年、2000 年、2010 年、2020 年各省区居民 0 岁
预期寿命**

---

① 数据源于《中国卫生健康统计年鉴—2022》，由于缺失 1981 年普查数据，因此图中无 1981 年预期寿命。

2.2　分死因死亡水平

了解人们的具体死亡原因,有利于改善死亡水平,评估卫生政策的有效性,并将资源引向最需要的地方。本节分析的分死因死亡数据来源于《全国疾病监测系统死因监测数据集》(2004—2012 年)和《中国死因监测数据集》(2013—2021 年)[①],其汇总了整合后的各死因监测点上报的死亡数据,将死因分为三大类疾病:第一类为传染病、母婴疾病和营养缺乏性疾病,包括心血管及循环系统疾病、恶性肿瘤、呼吸系统疾病、消化系统疾病和糖尿病等;第二类为慢性非传染性疾病,包括传染病和寄生虫病、呼吸系统感染性疾病等;第三类为伤害,包括意外伤害和故意伤害等。

2.2.1　全国分死因死亡人数占比

图 2-13 为 2004 年、2010 年、2021 年全国分死因死亡人数的占比。2021 年,全国 190.1 万死亡病例中,前五大死因类别分别为心血管及循环系统疾病、恶性肿瘤、呼吸系统疾病、意外伤害及糖尿病,五大死因占总死亡病例的 90%。其中,最大的"杀手"是心血管及循环系统疾病,死亡人数占总死亡人数的 51%,且其死亡人数占比逐年增加。相比 2004 年,心血管及循环系统疾病死亡人数占比增加了 13 个百分点,死亡人数增加了 78.6 万人,死亡率上升 127.92/10 万。恶性肿瘤是第二

①　《中国死因监测数据集》是 2004—2012 年《全国疾病监测系统死因监测数据集》的延续,自 2013 年起,《全国疾病监测系统死因监测数据集》正式更名为《中国死因监测数据集》。

大死亡原因，占总死亡人数的 23%，其死亡人数占比保持均衡。但相比 2004 年，2021 年恶性肿瘤的死亡人数比 2004 年增加了 34.3 万人，死亡率提高了 28.49/10 万。呼吸系统疾病是第三大死亡原因，占总死亡人数的 7%，其死亡人数占比逐年降低，相比 2004 年，死亡人数占比降低 8 个百分点，死亡率降低 35.0/10 万。

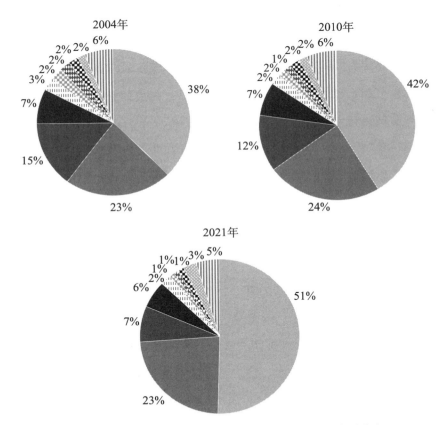

图 2-13　2004 年、2010 年、2021 年全国分死因死亡人数占比

此外，相比 2004 年，2021 年全国意外伤害、故意伤害的死亡率分

别下降 5.32/10 万、9.13/10 万。相比 2004 年，2021 年糖尿病死亡率增加了 9.21/10 万，死亡人数增加 4.4 万人，增幅高达 635.2%，跃升进入中国前五大死因类别。总体而言，2021 年中国人口的主要死因是非传染性疾病，并且在 2004—2021 年期间，非传染性疾病死因占比有上升趋势。

2.2.2 分城乡、分死因死亡人数占比

图 2-14 是 2004 年、2010 年、2021 年分城乡、分死因死亡人数占比。2021 年，相比生活在城市的人口，居住在农村的人口死于心血管及循环系统疾病、呼吸系统疾病、意外伤害、故意伤害以及其他原因的占比更高，差异分别为 1.28 个百分点、1.12 个百分点、1.40 个百分点、0.30 个百分点和 0.01 个百分点。相比 2004 年，2021 年农村与城市人口心血管及循环系统疾病的死亡人数占比分别增加 13.67 个百分点、10.19 个百分点；城市人口恶性肿瘤的死亡人数占比下降 0.69 个百分点，而农村人口恶性肿瘤的死亡人数占比上升 1.30 个百分点；农村人口呼吸系统疾病的死亡人数占比的下降速度快于城市人口，死亡人数占比分别下降 7.8 个百分点、6.12 个百分点。

相比 2004 年，2021 年农村人口意外伤害死亡率的下降速度快于城市人口，死亡率分别下降 19.54/10 万、5.96/10 万，且城市人口意外伤害死亡率在 2010—2021 年期间甚至上升 0.43/10 万。相比 2004 年，2021 年农村与城市人口故意伤害死亡率分别下降 12.80/10 万、7.22/10 万。虽然居住在城市的人口的糖尿病死亡率及死亡人数占比高于农村人口，但是农村人口的糖尿病死亡率及死亡人数占比增幅大于城市。总体而言，2021 年中国农村人口死于非传染性疾病的占比低于城市人口；中国农村人口死于伤害类别的占比高于城市人口，但下降速度快于城市人

口；城市与农村死因模式趋于一致。

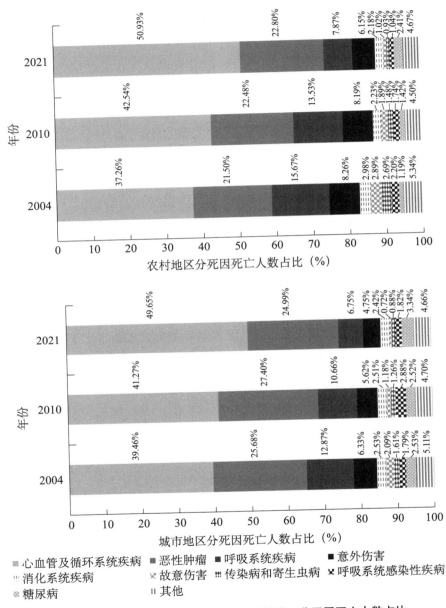

图 2-14　2004 年、2010 年、2021 年分城乡、分死因死亡人数占比

2.2.3 分地区、分死因死亡人数占比

图 2-15 为 2004 年、2010 年、2021 年分地区、分死因死亡人数占比。由图可知，中部地区心血管及循环系统疾病死亡率及死亡人数占比显著高于西部地区和东部地区。相比 2004 年，各地区心血管及循环系统

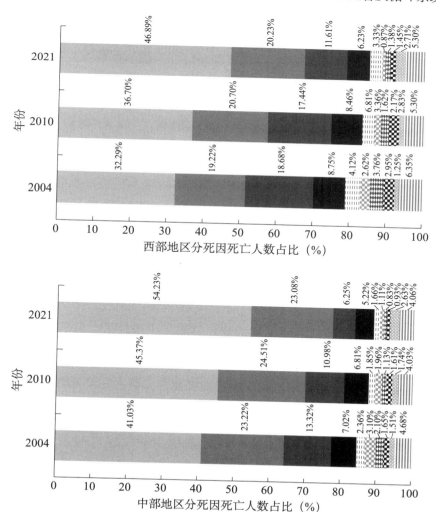

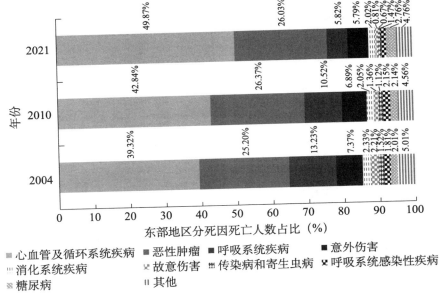

图 2-15 2004 年、2010 年、2021 年分地区、分死因死亡人数占比

疾病死亡率均呈上升趋势，其中西部地区心血管及循环系统疾病死亡率
增速最快；东部地区恶性肿瘤死亡率及死亡人数占比显著高于西部和中
部地区。

相比 2004 年，2021 年各地区意外伤害死亡人数占比及死亡率均呈
下降趋势，西部地区下降速度最快，其次是中部地区，最后是东部地
区，意外伤害死亡率分别下降 7.39/10 万、7.23/10 万和 6.11/10 万。

相比 2004 年，2021 年所有地区故意伤害死亡人数占比及死亡率均呈下
降趋势，其中中部地区下降速度最快，其次是西部地区，最后是东部地
区，故意伤害死亡率分别下降 10.05/10 万、8.71/10 万和 7.60/10 万。
所有地区糖尿病死亡率及人数占比均呈上升趋势，其中西部地区上升速
度最快。总体而言，2021 年中国西部地区的非传染性疾病死亡人数占比
低于中部及东部地区，但增速快于中部及东部地区；西部地区死于意外

伤害类别的人数占比高于中部及东部地区，但下降速度快于中部及东部地区；中部与西部死因模式趋于一致。

2.2.4　分年龄、分死因死亡人数占比

图 2-16 为 2004 年全国分年龄、分死因死亡人数占比，图 2-17 为 2021 年全国分年龄、分死因死亡人数占比。由图 2-17 可知，2021 年，儿童时期（1～14 岁）死亡的主要原因是意外伤害和恶性肿瘤，并且在 10～14 岁期间，故意伤害的死亡比例显著增加，这可能是因为儿童在该年龄阶段容易产生逆反心理，自杀或他杀的比例相对增加。在青年时期（15～34 岁），心血管及循环系统疾病、恶性肿瘤的死亡比例不断增加，这两种疾病成为该时期的主要死因，而意外伤害和故意伤害的死亡人数占比逐渐减小，并且传染病和寄生虫病的死亡比例也呈增加趋势。在中年时期（35～64 岁），心血管及循环系统疾病死亡比例继续上升，并且恶性肿瘤死亡比例达到生命周期的顶峰，例如，60～64 岁因为恶性肿瘤死亡的比例高达 37.5%，因糖尿病死亡的比例也开始增加，而意外伤害和故意伤害的比例继续减小。在老年时期（65 岁以上），前三大死因分别是心血管及循环系统疾病、恶性肿瘤和呼吸系统疾病。其中，呼吸系统疾病的死亡人数占比迅速增加，在高龄老年人当中成为第二大死亡原因。这是因为老年人的呼吸道黏膜慢慢萎缩且分泌机能下降，再加上内脏器官功能衰退，会减弱呼吸机能，增加呼吸系统疾病风险。

相比 2004 年，2021 年分年龄的总死亡率均呈下降趋势。从分死因来看，消化系统疾病、故意伤害、传染病和寄生虫病以及呼吸系统感染性疾病在各个年龄段的死亡人数占比及死亡率均呈下降趋势；心血管及循环系统疾病死亡人数占比及死亡率在 10～39 岁的人群中呈增加趋势，

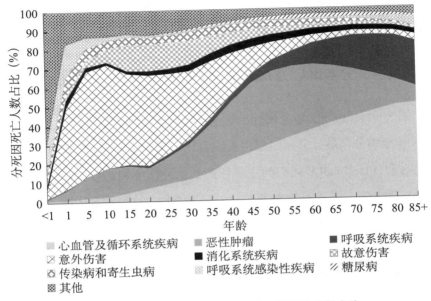

图 2 - 16   2004 年全国分年龄、分死因死亡人数占比

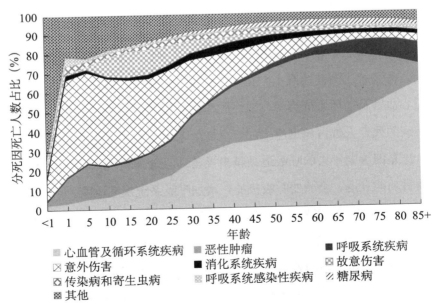

图 2 - 17   2021 年全国分年龄、分死因死亡人数占比

并且在高龄老年人（85 岁以上）中显著增加；恶性肿瘤在高龄阶段（85 岁以上）的死亡率及死亡人数占比增加，其余年龄段呈减小趋势；呼吸系统疾病的死亡人数占比及死亡率在老年时期明显降低；意外伤害在儿童以及青年时期的死亡人数占比也大幅下降。糖尿病在 75 岁及以上老年人中的死亡率及死亡人数占比呈增加趋势。总体而言，在 0～29 岁这段时期，人群的主要死因是伤害类别，而对于 30 岁及以上人群的主要死因转变为非传染性疾病；在 2004—2021 年期间，高龄老年人（85 岁以上）非传染性疾病死亡率和死亡人数占比显著增加。

2.2.5 特定病种和伤害死因占比

1. 心血管及循环系统疾病死因占比

图 2-18 为 2021 年分性别心血管及循环系统疾病主要死因占比。2021 年，死于心血管及循环系统疾病的人数占中国死亡人数的 51%，并且男性的心血管及循环系统疾病总死亡率比女性高 44.08/10 万，这可能是因为男性高胆固醇等风险因素的患病率更高（Gao et al.，2019）。心血管及循环系统疾病前五名死因分别是脑血管疾病、缺血性心脏病、高血压及并发症、风湿性心脏病及炎性心脏病，其中男性脑血管疾病、炎性心脏病死亡率高于女性，而女性缺血性心脏病、高血压及并发症、风湿性心脏病的死亡率高于男性。

2. 恶性肿瘤死因占比

图 2-19 为 2021 年分性别恶性肿瘤主要死因占比。2021 年恶性肿瘤死亡人数占中国总死亡人数的 23%，其中主要死因为肺癌、肝癌以及胃癌。此外，男性的恶性肿瘤总死亡率比女性高 90.39/10 万，并且男性和女性恶性肿瘤的主要死因存在差异。具体而言，男性易受食道癌，结直肠癌，胰腺癌，唇、口腔、咽部恶性肿瘤以及前列腺癌等影响，而女性更易受结直肠癌、乳腺癌、食道癌、胰腺癌以及子宫颈癌等影响。

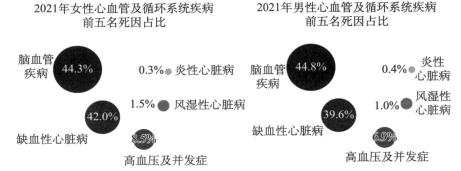

图 2-18 2021 年分性别心血管及循环系统疾病主要死因占比

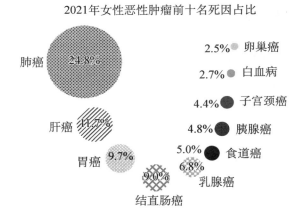

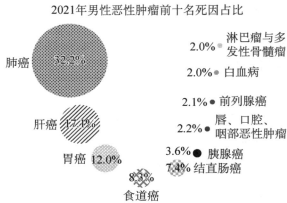

图 2-19 2021 年分性别恶性肿瘤主要死因占比

3. 意外伤害死因占比

图 2 - 20 为 2021 年分性别意外伤害主要死因占比。2021 年意外伤害死亡人数占中国总死亡人数的 6%，其中主要死因为意外跌落、道路交通事故以及溺水。男性的意外伤害总死亡率比女性高 21.14/10 万，并且男性和女性意外伤害的主要死因存在差异。具体而言，男性意外伤害的主要原因是道路交通事故（36.6%），而女性意外伤害的主要原因是意外跌落（42.0%），这可能是因为男性一般比女性有更多的冒险行为（Yin et al.，2015）。

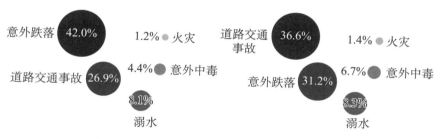

2021年女性意外伤害前五名死因占比　　　2021年男性意外伤害前五名死因占比

图 2 - 20　2021 年分性别意外伤害主要死因占比

4. 分年龄、分伤害死亡人数占比

图 2 - 21 为 2021 年女性分年龄、分伤害死亡人数占比，图 2 - 22 为 2021 年男性分年龄、分伤害死亡人数占比。2021 年，无论男女，儿童时期（1～14 岁）伤害死亡率的主要来源是溺水、道路交通事故以及意外跌落。在青年时期（15～34 岁），伤害死亡率的主要来源是自杀、道路交通事故以及溺水，其中溺水的死亡比例呈下降趋势。在中年时期（35～64 岁），道路交通事故、自杀以及意外跌落的死亡比例继续上升，并且道路交通事故的死亡比例达到生命周期的顶峰。在老年时期（65 岁以上），意外跌落导致死亡的比例迅速上升，成为老年人的首要死亡原因，

其次是其他意外伤害，而道路交通事故导致死亡的比例持续下降。

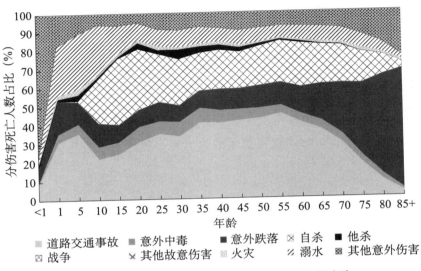

图 2 - 21　2021 年女性分年龄、分伤害死亡人数占比

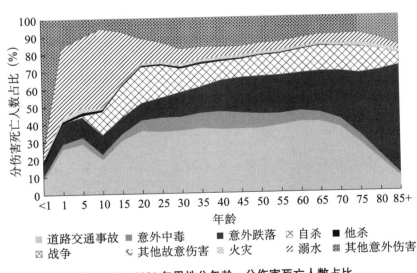

图 2 - 22　2021 年男性分年龄、分伤害死亡人数占比

男女在分伤害死亡模式上也存在差异。具体来说，在儿童以及中年时期，女性死于道路交通事故的比例高于男性，但在青年以及老年时

期，男性死于道路交通事故的比例高于女性。此外，男性在中年时期意外跌落以及其他意外伤害造成死亡的比例也高于女性，而女性在中年时期自杀导致死亡的比例远高于男性。

2.3 老年人自评健康情况

在分析人口健康的发展状况时，除了采用反映人口死亡水平和发病水平的相关客观指标外，国际上也经常采用自评健康数据来进行分析。本节采用 2010 年和 2020 年全国人口普查数据提供的 60 岁及以上自评健康数据，对不同性别年龄、不同省区和城乡人口的自评健康状况进行分析。自评健康被分为完全健康、基本健康、不健康但生活能自理、生活不能自理等 4 个健康水平，当个体回答选项为生活不能自理时，则认为该个体失能。

2.3.1 全国老年人不自理率

图 2-23 为 2010 年和 2020 年 60 岁及以上人口分年龄不自理率。由图可知，随着年龄的增长，不自理率迅速升高。2010—2020 年，老年人口的不自理率呈现下降趋势，低龄老人的不自理率下降较为缓慢；年龄越大，不自理率下降幅度越大，即不自理率的下降主要针对的是高龄人群。

图 2-24 为 2020 年老年人口分性别、分年龄不自理率。男性与女性在 80 岁以前不自理率差异较小，甚至在低龄时期（60~69 岁），男性的不自理率略高于女性。然而，随着年龄的增加，女性的不自理率远高于男性，例如，女性 90 岁时的不自理率比男性高 4 个百分点，而在 100 岁

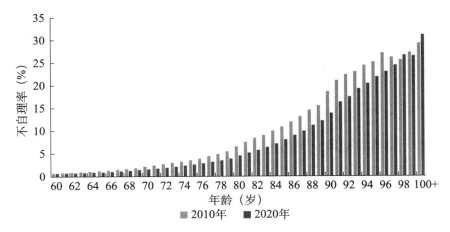

图 2 - 23　2010 年、2020 年全国 60 岁及以上人口分年龄不自理率

以上的年龄组，女性的不自理率比男性高 7.6 个百分点，因此高龄女性具有更大的不能自理风险。

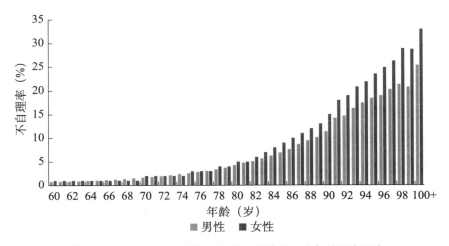

图 2 - 24　2020 年 60 岁及以上人口分性别、分年龄不自理率

2.3.2　分省区老年人不自理率

图 2 - 25 为 2020 年老年人口分省区不自理率。2020 年，老年人

口不自理率最高的 5 个省区分别为西藏自治区、新疆维吾尔自治区、吉林省、青海省和上海市，不自理率分别为 4.56％、3.32％、3.24％、3.19％和3.17％。老年人口不自理率最低的 5 个省区分别为江西省、福建省、贵州省、广东省和重庆市，不自理率分别为 1.65％、1.72％、1.89％、1.96％和1.96％。老年人口不自理率最高的西藏自治区和最低的江西省相差 2.91 个百分点，表明我国各省区老年人口健康差异较大。而上海市的不自理率较高与其老年人口结构老化有关。

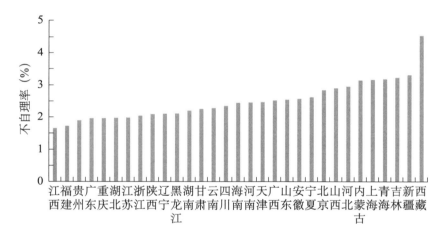

图 2-25　2020 年老年人口分省区不自理率

　　图 2-26 为 2020 年老年人口分省区、分城乡不自理率。除贵州省及安徽省的城市老年人不自理率高于农村老年人外，其余省区农村老年人的不自理率普遍高于城市老年人。其中西藏自治区农村老年人的不自理率最高，不自理率达 5.2％，并且其城乡差异最大，差异高达 3.70％。其次是青海省，城乡差异为 1.48％；而吉林省的城乡差异最小，仅0.06％。由此可知，城乡老年人口的健康水平在不同省区之间存在较大差异。

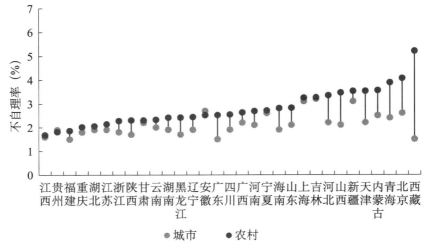

图 2 - 26　2020 年老年人口分省区、分城乡不自理率

2.4　健康水平国际比较

　　不同国家和地区的人口健康水平存在较大差异。本节分为两部分，第 1 部分按世界银行的收入分组，给出不同收入组和中国的 0 岁和 60 岁的预期寿命、健康预期寿命的水平以及健康预期寿命在预期寿命中的占比的比较分析；第 2 部分采用社会人口指数（Socio-Demographic Index，SDI）分组，对我国与高 SDI 国家健康预期寿命的差距进行分解。其中，第 1 部分的数据来自世界卫生组织《全球卫生估计》（2000—2019 年）①，其提供依据世界银行标准将全世界经济体划分为四个收入组别，即高收入、中等偏上收入、中等偏下收入和低收入组的平均预期寿命和健康预

———————————

　　①　参见世界卫生组织官网。

期寿命水平。第 2 部分数据来自华盛顿大学的健康测量与评价研究中心（Institute for Health Metrics and Evaluation，IHME）公布的全球疾病负担的结果。

2.4.1　不同收入国家的健康预期寿命差距

世界卫生组织从 2000 起每年公布各成员的 0 岁和 60 岁的预期寿命、健康预期寿命，由此计算出健康预期寿命占比。图 2-27 为 2000—2019 年按收入划分国家的出生时预期寿命、健康预期寿命以及健康预期寿命占比。由图可知，2000—2019 年，所有收入组国家的出生时预期寿命、出生时健康预期寿命都有所上升，收入与出生时预期寿命、出生时健康预期寿命存在正向关系：低收入国家、中低收入国家、中高收入国家、高收入国家的出生时预期寿命及出生时健康预期寿命依次升高。全球的出生时预期寿命从 2000 年的 66.8 岁增加到 2019 年的 73.3 岁，出生时健康预期寿命从 58.3 岁增加到 63.7 岁。中国的出生时预期寿命从 2000 年的 71.6 岁增加到 2019 年的 77.4 岁，出生时健康预期寿命从 63.7 岁增加到 68.5 岁，均高于中高收入国家。然而出生时健康预期寿命占比与收入无正相关关系：2019 年，中高收入国家及低收入国家的出生时健康预期寿命占比高于中低收入国家及高收入国家。中国的出生时健康预期寿命占比高于各收入组国家，处于领先地位。

此外，出生时预期寿命与出生时健康预期寿命的增长速度有所减缓，低收入国家增长速度最快，高收入与低收入国家的出生时预期寿命及出生时健康预期寿命的差距逐渐减小：出生时预期寿命的差距从 2000 年的 23.8 岁缩减到 2019 年的 15.8 岁；出生时健康预期寿命的差距从 2000 年的 20.8 岁缩减到 2019 年的 13.2 岁。中国与高收入国家的出生时预期寿命的差距从 2000 年的 6.1 岁缩减到 2019 年的 3.4 岁；出生时健康预期寿命的差距从 2000 年的 4.0 岁缩减到 2019 年的 1.3 岁。另外，所有收入组国家以及中国的出生时预期寿命的增长速度略快于出生时健康预期寿命的增长速度，导致出生时健康预期寿命占比呈下降趋势，即人们一生中处于残疾生活年限的比重有所上升。

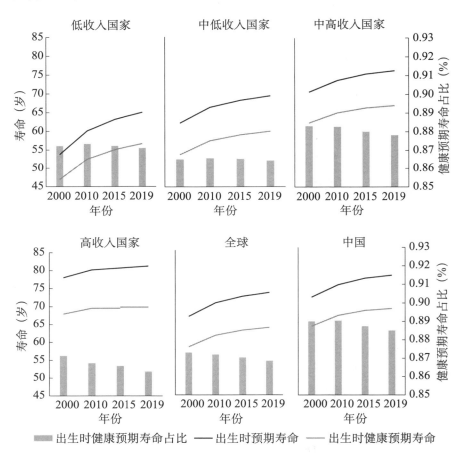

图 2-27　2000—2019 年按收入划分出生时预期寿命、健康预期寿命以及健康预期寿命占比

图 2-28 为 2000—2019 年按收入划分国家的 60 岁预期寿命、60 岁健康预期寿命以及 60 岁健康预期寿命占比。2000—2019 年，所有收入

组国家的 60 岁预期寿命、60 岁健康预期寿命都呈上升趋势，国家收入与 60 岁预期寿命、60 岁健康预期寿命存在正向关系：低收入国家、中低收入国家、中高收入国家、高收入国家的 60 岁预期寿命及 60 岁健康预期寿命依次升高。全球的 60 岁预期寿命从 2000 年的 18.8 岁增加到 2019 年的 21.1 岁，60 岁健康预期寿命从 14.1 岁增加到 15.8 岁。中国

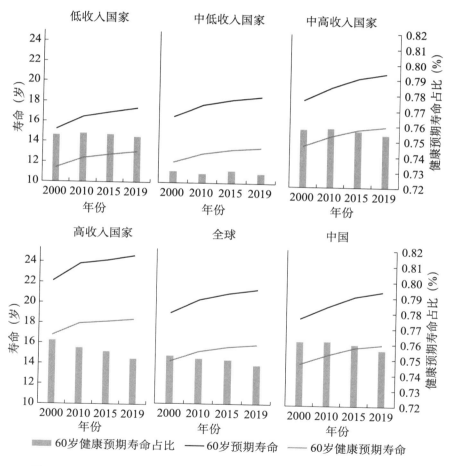

图 2-28　2000—2019 年按收入划分 60 岁预期寿命、60 岁健康预期寿命
以及 60 岁健康预期寿命占比

的 60 岁预期寿命从 2000 年的 18.4 岁增加到 2019 年的 21.1 岁，60 岁
健康预期寿命从 14.0 岁增加到 15.9 岁，略低于中高收入国家。然而，
60 岁健康预期寿命占比（60 岁健康预期寿命/60 岁预期寿命）与收入无
正相关关系：2019 年，中高收入国家及低收入国家的 60 岁健康预期寿
命占比高于中低收入国家及高收入国家。中国的 60 岁健康预期寿命占
比高于各收入组国家，处于领先地位。

从整体上看，60 岁预期寿命与 60 岁健康预期寿命的增长速度有所
减缓，低收入国家增长速度最快。低收入国家、中低收入国家以及中高
收入国家的 60 岁预期寿命与 60 岁健康预期寿命的增长速度较为一致，
其 60 岁健康预期寿命占比基本不变；而高收入国家以及中国的 60 岁预
期寿命的增长速度略快于 60 岁健康预期寿命，其 60 岁健康预期寿命占
比呈下降趋势，即老年人处于残疾生活年限的比重有所上升。

2.4.2 健康预期寿命的差距分解

社会人口指数（SDI）是华盛顿大学健康测量与评价研究中心提出
的一个发展分类指标。该指数结合了经济、教育和生育率的信息，由 25
岁以下女性的总体生育率、15 岁及以上平均受教育程度、人均收入等数
据综合评估得出，是一个衡量社会人口发展水平的综合指标，与人口健
康结果指标密切相关。宇传华和白建军（2020）的研究证实 SDI 可作为
重要协变量预测各地的疾病负担与健康发展状况。

一般来说，SDI 值越高，表示人口的健康水平越高。当某地区的
SDI 值为 0 时，表示在理论上该地区与健康结果相关的发展程度最低；
当 SDI 值为 1 时，表示在理论上该地区与健康结果相关的发展程度最
高。我们可以将国家按 SDI 的水平顺序分为低 SDI、中低 SDI、中等
SDI、中高 SDI、高 SDI 等五类国家。我国属于中等 SDI 国家，而高 SDI

国家包括澳大利亚、加拿大、法国等。在国际比较中，我们按照 SDI 水平，对我国和高 SDI 国家进行比较，以期寻找我国与高 SDI 国家的健康差距，为我国进一步提高健康预期寿命提供方向。

图 2-29 至图 2-31 显示了中国与高 SDI 国家（平均水平）健康预期寿命分解的对比情况①，正值表示高 SDI 国家优于中国的方面所带来的健康预期寿命的差值，负值代表中国优于高 SDI 国家的方面所带来的健康预期寿命的差值。利用 Andreev et al.（2002）基于沙利文方法和逐步替代思想的健康寿命分解方法，可将中国与高 SDI 国家的出生时健康预期寿命分解为由死亡和残疾所导致的健康寿命差异的死亡效应和残疾效应。

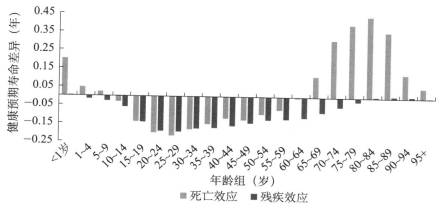

图 2-29　中国与高 SDI 国家健康预期寿命按年龄分解结果

由图 2-29 可知，中国与高 SDI 国家的出生时健康预期寿命差异主要源于由死亡率差异所带来的死亡效应，差距为 0.76 年。这些差异主要集中在小于 1 岁及 65 岁以上人群中，其中 80~84 岁人群的差异最大，为 0.44 年，75~79 岁、85~89 岁次之，均高于 0.35 年。相反，1~79

_____

① 数据参见 https://vizhub.healthdata.org/gbd-results/。

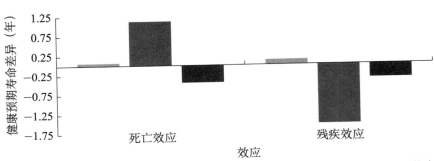

图 2 - 30　中国与高 SDI 国家健康预期寿命按疾病分解结果

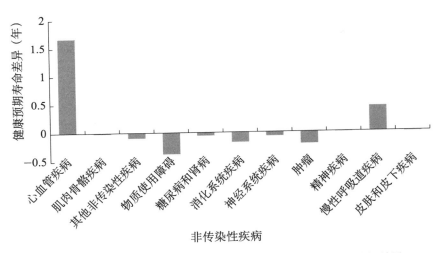

图 2 - 31　中国与高 SDI 国家非传染性疾病死亡效应按疾病分解结果

岁人群由残疾所带来的健康预期寿命的差异，中国均优于高 SDI 国家。这说明，死亡率下降是人口健康改善的最主要原因，因此，与高 SDI 国家相比，中国须更多关注分年龄死亡率的降低。

图 2 - 30 展示了死亡效应和残疾效应在疾病和伤害方面的细分结果。在健康预期寿命总变化中，传染性疾病、孕产妇疾病、新生儿疾病和营养性疾病（以下简称传染性疾病）的总效应为 0.20 年，高 SDI 国家优

于中国；非传染性疾病为－0.40 年，中国优于高 SDI 国家；伤害的效应最高为－0.80 年，中国优于高 SDI 国家，但各疾病分类在死亡效应和残疾效应上的作用各不相同。伤害无论在死亡还是残疾方面都导致了中国的健康预期寿命高于高 SDI 国家，这说明中国在伤害（运输伤害、意外伤害、自残和人际暴力）方面的死亡及残疾控制方面表现较好。相反，传染性疾病无论在死亡还是残疾方面都导致了中国的健康预期寿命低于高 SDI 国家，但占比最低。此外，尽管非传染性疾病（各慢性病）在残疾效应方面的表现是中国优于高 SDI 国家，但其死亡效应导致中国的健康预期寿命低于高 SDI 国家 1.123 年，占比最高，为 68.6%。因此，提高对非传染性疾病的死亡防控十分必要。

图 2－31 展示了各类非传染性疾病的死亡效应在中国与高 SDI 国家健康预期寿命差异上的细分结果。由图可知，有两类疾病对健康预期寿命差异存在正向影响，即导致中国低于高 SDI 国家最大的疾病为心血管疾病（1.67 年）和慢性呼吸道疾病（0.44 年），其他均为负向影响，即高于高 SDI 国家。因此，中国须进一步改善人口健康状况，在健康水平上追赶高 SDI 国家，有效控制老年群体多发病心血管疾病及慢性呼吸道疾病的死亡率。

综上可知，我国与高 SDI 国家健康预期寿命差异主要源于由死亡率差异所带来的死亡效应，尤其要关注各类非传染性疾病的死亡防控，特别是对老年群体多发病心血管疾病及慢性呼吸道疾病的死亡防控。

2.5 本章小结

从全死因死亡水平来看，随着社会经济的发展、医疗卫生条件的改善，我国人口健康水平有了较大程度的提升。自新中国成立以来，我国人口死亡率不断降低，但随着人口总规模的不断扩大，我国年度死亡人数不断增加，在老龄化进程中死亡人数更多集中在老龄阶段。从年龄来看，分年龄对数死亡率随年龄增加整体上呈现先下降后上升的趋势；无论男性还是女性，分年龄对数死亡率均随时间下降，其中 0 岁、1～4 岁和 5～9 岁的对数死亡率随时间下降得最快；各年龄组死亡率年均改善率在 2010—2020 年经验期较之 1981—1989 年均有所提高。随着妇幼保健事业的发展，我国的婴儿死亡率、孕产妇死亡率和 5 岁以下儿童死亡率快速下降，已达到发达国家的水平，但不同地区之间仍有较大差距，我国特殊人群死亡率还有一定的下降空间。从预期寿命来看，我国及各省区人口预期寿命在过去 40 年间不断提高，女性的预期寿命及预期寿命增幅均高于男性，但不同省区之间存在差距，须进一步做好优质医疗资源扩容和区域均衡布局工作。

从分死因死亡水平来看，我国人口的主要死因是非传染性疾病，包括心血管及循环系统疾病、恶性肿瘤、呼吸系统疾病及糖尿病等，并且在 2004—2021 年期间，非传染性疾病死因占比有上升趋势。城市与农村、中部与西部的死因模式趋于一致。不同年龄阶段的主要死亡原因不同：在 0～29 岁，人群的主要死因是伤害类别，30 岁及以上人群的主要死因转变为非传染性疾病。在 2004—2021 年期间，高龄老年人（85 岁以上）非传染性疾病死亡率和死亡人数占比显著增加。此外，男性与女性在特定病种的死亡模式上存在差异。

从老年人自评健康情况来看，随着年龄增加，老年人不自理率迅速升高。2010—2020 年，老年人口的不自理率呈现下降趋势，并且不自理率的下降主要针对高龄人群。男性与女性在 80 岁以前不自理率差异较小，然而随着年龄的增加，女性的不自理率远高于男性，高龄女性有更大的不能自理风险。我国各省区老年人口健康差异较大,其中不自理率最高的省区是西藏自治区,最低的省区是江西省。农村人口的不自理率普遍高于城镇人口,并且城乡差异在不同省区之间也不同,其中西藏自治区城乡差异最大。

从国际比较上看,收入与预期寿命、健康预期寿命存在正向关系,而健康预期寿命占比与收入无正相关关系。我国的健康预期寿命占比高于各收入组国家,处于领先地位,且我国与高收入国家预期寿命和健康预期寿命的差距在逐渐减小。我国预期寿命的增长速度略快于健康预期寿命,导致健康预期寿命占比呈减小趋势,即人们一生中处于不健康生活年限的比重上升。此外,我国与高 SDI 国家的出生时健康预期寿命差异主要源于死亡率差异,尤其是各类非传染性疾病的死亡差异,其中,对老年群体多发病心血管疾病及慢性呼吸道疾病的死亡防控须重点关注。

第 3 章

国民健康指数编制

3.1　国民健康指数规范

国民健康对国家经济社会发展具有重要意义。"十三五"时期，党中央、国务院高度重视国民健康，召开全国卫生与健康大会，并先后印发《"健康中国 2030"规划纲要》《关于实施健康中国行动的意见》等文件。"十四五"开局以来，我国继续高度重视卫生健康事业，加快实施健康中国行动，在重大疾病防治、重点人群健康服务、医药卫生体系改革等方面取得了新的显著成绩。我国人民健康水平、预期寿命明显提高，主要健康指标已经居于中高收入国家前列，重大慢性病过早死亡率低于全球平均水平，健康中国行动实施取得明显阶段性成效。

然而，我国仍面临多重疾病威胁并存、多种健康影响因素交织的复杂局面。例如，生活方式的改变对居民的身体和心理健康状况均产生了影响。一方面，慢性病发病率上升且呈年轻化趋势；另一方面，现代社会的工作压力使得有常见精神障碍和心理行为问题的人数逐年增多。同时，食品安全、环境卫生、职业健康等问题仍较突出。从人口结构来看，人口老龄化进程加快，呈现出"未富先老"的特征，康复、护理等需求迅速增长，对医疗卫生服务与保障体系的要求越来越高，优生优育、婴幼儿照护服务供给亟待加强。

国民健康指数能够量化反映一定时期内一定地区的居民健康水平，

可以用于衡量国民健康状况、健康影响因素和变化趋势，并进行地区间比较，是国民健康和卫生服务系统的重要评价工具，具有为卫生决策提供参考的重要价值。面对人民群众日益增长的健康需求，需要加快完善国民健康政策，持续推进健康中国建设。在这种复杂局面下，建立全国统一且完善的国民健康指数规范的重要性日益凸显。

健康中国建设提出了若干主要指标，这为国民健康指数规范建立提供了重要参考。《"健康中国 2030"规划纲要》（2016）提出了健康中国建设的主要指标，指明健康水平、健康生活、健康服务与保障、健康环境、健康产业 5 个领域共 13 个具体指标到 2030 年的预期目标水平。此后，国务院印发《"十四五"国民健康规划》（2022），在健康中国建设主要指标的基础上，将"健康服务与保障"拆分细化为"健康服务"与"健康保障"两个领域并对指标进行扩展，列出健康水平、健康生活、健康服务、健康保障、健康环境、健康产业 6 个领域中国民健康的 21 个主要发展指标，并提出 2025 年各指标的预期性或约束性目标。

此外，还有适用于健康中国行动实施效果的评价体系。《健康中国行动（2019—2030 年）》（2019）提出了健康中国行动的主要指标，涵盖健康知识普及行动、合理膳食行动、全民健身行动、控烟行动、心理健康促进行动、健康环境促进行动、妇幼健康促进行动、中小学健康促进行动、职业健康保护行动等 15 个方面 122 个行动评价指标。

在实际操作技术层面，各地区在居民健康状况报告编写工作中进行了宝贵的实践。中国疾病预防控制中心发布了《中国居民健康报告技术手册（试用版）》（2015），构建了包括人口基本情况、慢性非传染性疾病、行为生活方式、妇幼卫生、传染性疾病和公共卫生服务 6 个领域的居民健康状况报告指标体系，包括 106 个核心指标和 42 个扩展指标，并对统计的技术规范和地区维度做出规定。在该试用版手册基础之上，中国疾病预防控制中心、高等院校和研究机构又撰写了《T/CHAA 006—2019 中国国民健康状况指标》（2021），将原有的 6 个领域扩展为 9 个，包括人口基本情况、重点传染性疾病、重点慢性非传染性疾病、妇幼健康、儿童生长发育、行为方式、公共卫生服务、社会和环境决定影响因素、卫生服务绩效 9 个领域的 118 个指标。

3.2　测度体系与综合评价方法

3.2.1　测度体系

在上述国民健康状况评价体系基础之上，我们基于数据分析，编制国民健康指数规范，建立三级测度指标体系。国民健康指数包含国民健康水平和国民健康因素两个方面，健康水平能够在一定程度上反映各健康因素的发展水平，而健康因素的改善对健康状况进步有促进作用，两者互相联系、互相影响，但又非完全统一，同时对两方面进行测算，能够互为补充，更加全面地反映国民健康的整体情况。在具体测度中，健康水平是国民健康水平指数的唯一一级评价指标，健康生活、健康服务与保障、健康环境是国民健康因素指数的 3 个一级评价指标。图 3 - 1 显示了国民健康指数测度体系。

1. 健康水平

健康水平是评价国民健康水平指数的指标，它是对整体国民健康水平的直接评价，可以综合地反映国家经济发展、社会进步、卫生政策和环境治理的效果。不同于狭义的身体健康，健康不仅指没有疾病现象，同时还要求在精神上和社会适应上的良好状态。全面健康包括身体健康和心理健康，两者互相联系、互相作用，缺一不可。

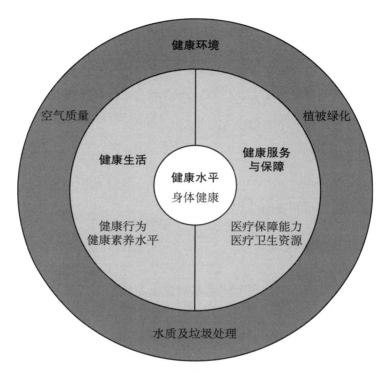

图 3 - 1　国民健康指数测度体系

　　由于准确量化心理健康状况较为困难，为保证编制指数的可靠性，健康水平一级指标下仅包括身体健康这一个二级指标。在身体健康层面，与死亡率特别是婴幼儿及孕产妇死亡率相关的数据是反映国民健康水平的重要指标；人均预期寿命表明了本年新出生人口平均预期可存活的年数，是衡量国民健康状况的重要指标；中老年自评健康展示了 60 岁以上老年人口自评健康及基本健康的比例，是对重点人群健康状况的重要反映。

2. 健康生活

　　日常生活中的不良行为，以及社会、经济、精神、文化各方面不良因素都可能会导致国民患有躯体或心理上的慢性非传染性疾病。面对这类"生活方式病",药物和医生的作用都存在局限,而实现健康生活才是更加有效的解决方法。

健康生活一级指标下包括健康行为、健康素养水平两个二级指标。健康行为表现在生活的各个方面,包括居民个人在饮食、运动方面的生活习惯,是否存在吸烟和过量饮酒的有害生活方式等。具有健康素养能够使个人获取和理解基本健康信息和服务,并在此基础上做出正确决策,维护自身健康。居民健康意识、健康意识网络舆情指数能够反映不同媒介的居民健康素养水平,是表现人群健康状况的较强指标。

3. 健康服务与保障

健全的医疗保障体系能够极大程度地降低人们疾病诊断和治疗的负担,缓解因高额医疗费用支出导致居民生活水平的显著降低,让居民看得起病,实现医疗保障托底。

健康服务与保障一级指标下包括医疗保障能力和医疗卫生资源两个二级指标。医疗保障体系的重要任务之一是使用财政支出工具调节医疗卫生服务支出中政府与个人支出的比例,降低个人医疗支出占比,同时减少居民灾难性的卫生支出,化解"因病致贫"风险,保障家庭基本生活水平。故使用居民家庭灾难性医疗支出风险度、卫生健康支出占地方财政支出的比重、个人卫生支出占卫生总费用的比重以及居民人均可支配收入来衡量医疗保障能力。医疗卫生服务体系主要包括医院、基层医疗卫生机构和专业公共卫生机构等。医护人员、公共卫生人员是医疗卫生领域的人才资源,而医疗机构、床位等设施是医疗卫生的物质保障,都是衡量医疗卫生资源水平的重要因素。

4. 健康环境

健康环境作为国民健康指数中的外围指标,是人民群众健康的重要保障。环境的干净整洁影响到居民的生活质量,生态环境问题会给居民带来极大的健康危机，不良环境因素有可能引发居民疾病风险甚至死亡。

健康环境一级指标下包括植被绿化、空气质量和水质及垃圾处理3个二级指标。国民健康因素指数围绕影响健康的植被、空气、水等自然环境问题，垃圾处理等环境危险因素，对健康环境水平进行评估。

上述指标覆盖了国民健康状况及因素评价的主要方面，除此之外，还有部分指标对国民健康也存在影响，但由于测量方法、数据获取等方面的问题未被纳入。如重大疾病防控，重大疾病威胁患者生命、严重影响家庭成员的正常生活，将使家庭承担疾病治疗费用的沉重经济负担。重大疾病的患病前预防和早期控制是极其重要的，防治结合、完善疾病预防控制体系是降低重大疾病对国民健康负面影响的重要途径。重大疾病防控，一方面应重视高血压、糖尿病等慢性病的早防、早筛、早诊、早治，实现对慢性病的有效控制，降低患病率；另一方面应重视传染病的预防，推进疫苗接种工作，特别是提高适龄儿童的疫苗接种率，降低传染率发病率。本书第5章将就重大疾病防控对国民健康的影响做进一步的分析阐释。

3.2.2　综合评价方法

国民健康指数规范使用改进后的指数功效函数法（彭非等，2007）进行综合评价指数的编制。改进后的指数功效函数在正向和逆向指标上具有统一的函数形式，具有下凸性，解决了指标越接近满意值功效分值上升越快的问题，且能够反映指标值边际收益递减的特征，具有较为优良的性质。

指数功效函数改进模型的公式如下：

$$d = Ae^{(x-x^s)/(x^h-x^s)/B}$$

其中，d 为单项评价指标的评价值，x 为单项指标的实际值，x^s 为不允许值，x^h 为满意值，A、B 为待定正参数。

为保证指数体系能够在一定范围内持续实现历史数据之间的比较，选取 $A = 60$，$B = 95$，从而使得指数功效函数写为：

$$d = 60\mathrm{e}^{-(x-x^s)/(x^h-x^s)\ln(60/95)}$$

本次国民健康指数测算使用该指数功效函数，经过三级指标分层处理，得到综合评价结果。国民健康指数测算分为国民健康水平指数和国民健康因素指数两个模块。全国范围内的指数测算使用 2016—2021 年时间跨度为 6 年的数据，包含全国 31 个省区，分地区测算仅采用 2021 年的数据。

3.3　国民健康水平指数

如表 3-1 所示，国民健康水平指数与健康水平这个一级指标直接相关，包含身体健康一个二级指标，婴儿死亡率、5 岁以下儿童死亡率、孕产妇死亡率、人均预期寿命、中老年自评健康 5 个三级指标。

表 3-1　国民健康水平指标体系

一级指标	二级指标	三级指标
健康水平	身体健康	婴儿死亡率
		5 岁以下儿童死亡率
		孕产妇死亡率
		人均预期寿命
		中老年自评健康

图 3-2 显示了 2016—2021 年全国国民健康水平指数的变化情况。

健康水平指数虽然在 2018 年有所波动，但整体呈现上升趋势，从 2016 年略高于 80 分增长到 2021 年的 85 分，说明 6 年来国民健康状况发生持续性改善。

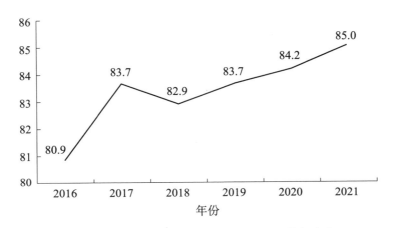

图 3-2 2016—2021 年全国国民健康水平指数变化

2021 年全国 31 个省区国民健康水平指数测算结果如图 3-3 所示，该指数的全国整体水平为 85.0 分，有 16 个省区的得分超过全国整体水平，占总体的半数以上。其中，湖北省、广西壮族自治区、河南省的得分与全国平均水平相近。各省区的得分差异较大，上海市、北京市得分较高，青海省、新疆维吾尔自治区和西藏自治区的得分相对较低，极差达到 29.1 分。

为便于分析整体情况，根据得分情况将这些地区分为 A、B、C 三类。北京市、上海市、浙江省等省区得分较高，划分为 A 类；重庆市、陕西省、河北省等省区排名居中，划分为 B 类；贵州省、山西省、西藏自治区等省区得分略低，划分为 C 类。从图 3-4 看，A 类省区得分基本集中在 90 分以上，整体呈现右偏分布，表明该类中个别省区的得分（北京市、上海市）相比同类省区水平较高。B 类得分集中在 85 分左右，C 类得分较为分散，且存在明显小于整体水平的异常值，B、C 两类得

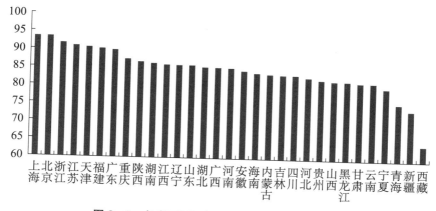

图 3－3　各省区国民健康水平指数（降序排列）

分的分布均呈现左偏，表明两类省区中均存在相较同类省区水平得分略低的地区。

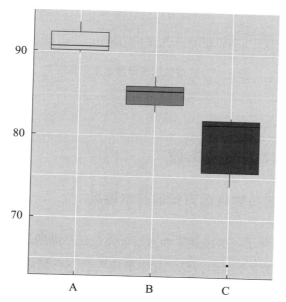

图 3－4　三类省区国民健康水平指数箱线图

如图 3－5 所示，在地区分布上，东部沿海省区的国民健康水平指数整体高于中西部地区，江浙沪三省市以及福建省、广东省的得分排名靠前，而中部的陕西省、河南省等地区属于第二梯队，西部的甘肃省、云南省等地区排名较为靠后。此外，健康水平指数与经济发展水平有关，经济发展水平较高的省区一般得分较高，相对地，新疆维吾尔自治区、西藏自治区、青海省等经济发展相对落后的地区，健康水平指数也相对较低。

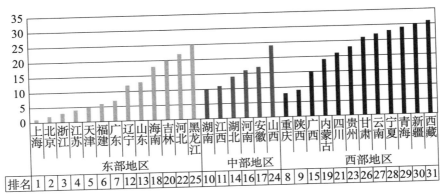

图 3-5　各省区国民健康水平指数排名

3.4　国民健康因素指数

3.4.1　国民健康因素指数基本情况

如表 3-2 所示，国民健康因素指标体系包括健康生活、健康服务与保障、健康环境 3 个一级指标，其中健康生活下有健康行为和健康素养水平 2 个二级指标，健康服务与保障下有医疗保障能力和医疗卫生资源 2 个二级指标，健康环境下有植被绿化、空气质量、水质及垃圾处理 3 个二级指标，在 7 个二级指标下共有 24 个三级指标。

表 3 - 2　国民健康因素指标体系

一级指标	二级指标	三级指标
健康生活	健康行为	吸烟率
		有害饮酒率
		身体活动不足率
		人均蔬菜水果摄入不足比例
	健康素养水平	居民健康意识
		健康意识网络舆情指数
		医疗自主
健康服务与保障	医疗保障能力	城镇居民家庭灾难性医疗支出风险度
		农村居民家庭灾难性医疗支出风险度
		卫生健康支出占地方财政支出的比重
		个人卫生支出占卫生总费用的比重
		居民人均可支配收入
	医疗卫生资源	每千人口注册护士数
		每千常住人口执业（助理）医师数
		每万人口全科医生数
		每千人口公共卫生人员数
		每千人口医疗机构数
		每千人口医疗卫生机构床位数
健康环境	植被绿化	建成区绿化覆盖率
		人均公园绿地面积
	空气质量	PM 2.5 年均浓度
		地级及以上城市达到国家二级标准天数比例
	水质及垃圾处理	地表水质量达到或好于Ⅲ类水体比例
		城镇生活垃圾无害化处理率

　　图 3 - 6 显示了 2016—2021 年全国国民健康因素指数的变化情况。健康因素指数整体呈现出波动上升的趋势，并在 2021 年突破 75 分。国民健康因素指数整体水平明显低于健康水平指数，可见在各健康影响因素方面还存在较大的改进空间。

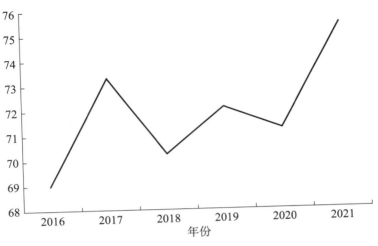

图 3-6 2016—2021 年全国国民健康因素指数变化

中国 31 个省区国民健康因素指数测算结果如图 3-7 所示，该指数的全国整体水平为 75.4 分，有 26 个省区的得分超过全国整体水平，占总体的 84%，仅有 5 个省区没有达到整体水平。

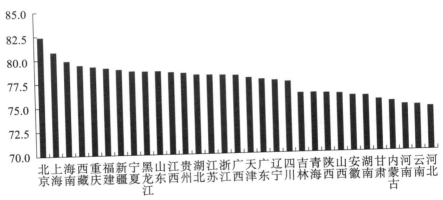

图 3-7 2021 年各省区国民健康因素指数（降序排列）

各省区的得分有明显差异，极差为 7.9 分。为便于分析整体情况，我们根据得分情况将这些地区分为 A、B、C 三类。北京市、上海市、海南省等省区得分较高，可划分为 A 类；湖北省、天津市、广东省等省区排名居中，划分为 B 类；安徽省、山西省、内蒙古自治区等省区得分略低，划分为 C 类。

从图 3-8 来看，A 类省区得分集中在 79 分以上，呈现右偏分布，存在得分高于整体水平的异常值，该类中有省区的得分（北京市、上海市）相比同类省区水平明显较高。B 类得分集中在 78 分左右，C 类得分则在 76 分以下，B、C 类得分分布呈现明显左偏，表明两类省区中均存在相较同类省区水平略低的省区。

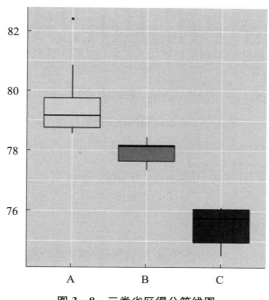

图 3-8　三类省区得分箱线图

国民健康因素指数与水平指数不同，没有呈现出明显的地区分布特征。[①] 如图 3-9 所示，中部地区得分略低，但并未明显低于东部沿海及

---

① 在本研究中，依照国家统计局标准划分东中西部：东部地区包括北京市、天津市、河北省、吉林省、黑龙江省、辽宁省、上海市、江苏省、浙江省、福建省、山东省、广东省、海南省13 个省、直辖市；中部地区包括山西省、安徽省、江西省、河南省、湖北省、湖南省 6 个省；西部地区包括内蒙古自治区、重庆市、广西壮族自治区、四川省、贵州省、云南省、西藏自治区、陕西省、甘肃省、青海省、宁夏回族自治区、新疆维吾尔自治区 12 个省、自治区、直辖市。

其他地区，相反，部分西部地区的得分反而较高。同时，得分与经济发展状况的相关也不明显，特别是新疆维吾尔自治区和西藏自治区，两个自治区的得分都处于第一梯队，而东部沿海经济发展水平较高的江苏省、浙江省仅排在中游，GDP 排名靠前的河南省的得分还未达到全国整体水平。

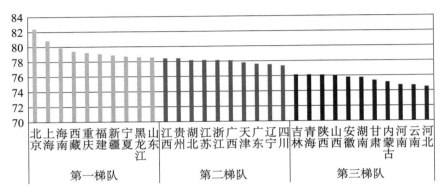

图 3 - 9 各省区国民健康因素指数排名

3.4.2 国民健康因素指数分指标分析

1. 总体情况分析

图 3 - 10 显示了 2016—2021 年 6 年来全国国民健康因素指数的 3 个一级指标的变化情况。健康环境、健康服务与保障两项得分稳定提高，健康生活一项波动较大，但总体上也呈现出上升的趋势。

图 3 - 11 展示了 31 个省区国民健康因素指数的 3 个一级指标测算结果。整体而言，除上海市和天津市外，各省区的健康环境评分均高于健康生活，所有省区的最低得分指标均为健康服务与保障。

具体对个别省区进行分析：西藏自治区排名前列，得益于其自然环境和开发状况，西藏自治区的空气质量和水质良好，极大提升了健康环境这一指标得分，同时由于其人口密度小，人均医疗卫生资源相对充

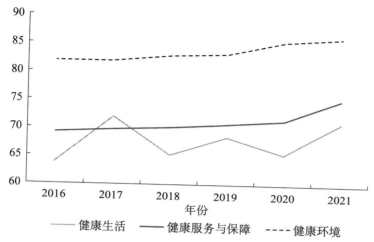

图 3 - 10　2016—2021 年全国国民健康因素指数一级指标变化

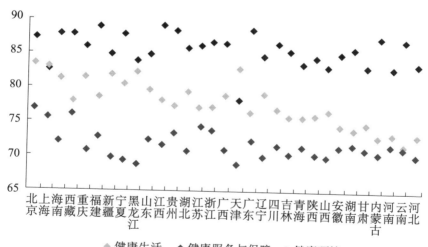

图 3 - 11　各省区国民健康因素指数一级指标测算结果

足，使得健康服务与保障评分也较高。而空气质量相对较差导致河南省在健康环境方面表现不佳，从而影响了健康因素指数的总体得分。可见，国民健康因素指数与经济发展状况的不匹配同健康环境这一指标与经济发展状况的不匹配有关。同时，部分省区虽然排名前列，但在健康服务与保障方面仍然有较大的进步空间。

2. 贡献度分析

贡献度本身一般用于分析经济效益，以反映经济增长中各因素作用的大小。在这里使用贡献度反映各个下级指标对上级指标得分影响的大小。贡献度计算公式为：

$$下级指标贡献度 = \frac{w_i x_i}{\sum w_i x_i}$$

式中，i 为各个下级指标，x_i 为各个下级指标的取值，w_i 为各个下级指标的权重。

下级指标贡献度反映了各个下级指标作用的大小，贡献度越大，则该下级指标的作用越大。我们可以通过贡献度分析找到对指标影响最大的重要下级指标。

图 3-12 显示了全国 31 个省区健康生活、健康服务与保障、健康环境对国民健康因素指数的贡献度。三个指标的贡献度有所不同，整体而言，健康生活的贡献度约为 50%，健康服务与保障的贡献度略低于 30%，而健康环境的贡献度基本略高于 20%。各省区的贡献度构成也有所不同，黑龙江省、天津市的健康生活贡献度略高于一般水平，而福建省、重庆市的健康环境贡献度相对较高。

3. 与国民健康水平指数综合分析

综合考虑各省区的国民健康水平指数与国民健康因素指数，从图 3-13 可以看到，以北京市、上海市为代表的省区，两个指数得分都较高；以西藏自治区和新疆维吾尔自治区为代表的省区，国民健康因素指数得分较高，但在国民健康水平上稍显落后，可以重点对居民健康状况加以改善；河南省的国民健康因素指数得分相对更低，应对健康因素相关指标予以重视；云南省、河北省等省区两个指数得分都较为落后，需要对相关指标进行全面提升。

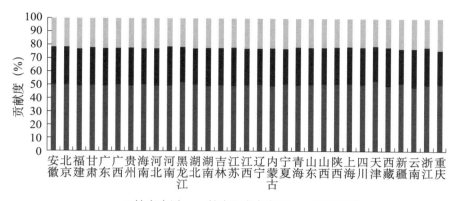

图 3-12　各省区国民健康因素指数一级指标贡献度

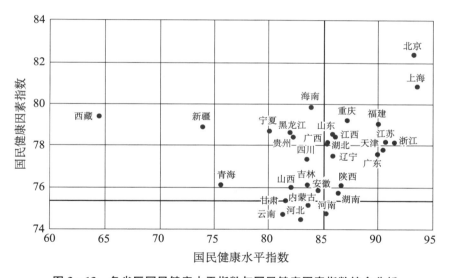

图 3-13　各省区国民健康水平指数与国民健康因素指数综合分析

3.5　本章小结

本章参考现有国民健康评价体系，基于现实数据分析，编制了含三级测度指标的国民健康指数规范。规范涉及国民健康水平与国民健康因素两个方面，使用改进后的指数功效函数法进行综合评价指数的编制。全国范围的国民健康指数使用 2016—2021 年的数据体现指数随时间变化的趋势，集中使用 2021 年的数据展现各省区之间的差异。指数测算后得到如下主要结论。

1. 全国的国民健康指数整体呈现上升趋势

2016—2021 年，国民健康水平指数和国民健康因素指数整体都呈现上升趋势，健康水平、健康生活、健康服务与保障、健康环境因素等都得到了持续性的改善。相较于健康水平指数，健康因素指数的平均数值较低，并且上升更具波动性，各健康因素水平还有较大的进步空间，需要多方面持续共同发力。

2. 国民健康指数水平存在地区差异

2021 年，大部分省区的国民健康水平指数集中在 80～90 分这一区间，国民健康因素指数相比国民健康水平指数分布更加集中，但整体水平略低，集中在 75～80 分之间。

国民健康水平指数的地区分布差异较为明显，东部沿海地区的国民健康状况整体优于中部地区和西部地区，经济发展程度较高的省区国民健康状况相对较好。国民健康因素指数的地区分布特征相对而言并不明显，中部地区的得分略低，同时指数分布与当地的经济发展状况关系也不显著。特别地，上海市、北京市两个特大城市的国民健康指数得分在两个方面都处于领先位置。

3. 国民健康因素下三个一级指标具有不同的变化趋势

国民健康因素指数测算包含健康生活、健康服务与保障、健康环境三个一级指标，健康环境的平均得分高于另外两个指标，且三个指标的变化趋势存在差别。2016—2021 年，健康环境、健康服务与保障两项的得分稳步增长，说明针对环境条件改善和加强医疗卫生保障的措施是富有成效的；但健康生活一项波动较大，反映出居民的健康生活观念和行为可能存在反复，这与现代工作生活方式的快速变化不无关系。对此，需要长期关注的重要课题是如何引导居民践行健康的生活方式。

4. 不同省区的国民健康因素结构基本统一但存在多样性

绝大部分省区国民健康因素三个一级指标的得分顺序为健康环境、健康生活、健康服务与保障，但部分经济较为发达的省区，如天津市、浙江省、江苏省却出现了健康环境与健康生活水平不匹配的现象，这些地区更需要在环境保护上多下功夫。部分地区虽然整体排名靠前，但在健康服务与保障上相对较弱，也不容忽视。

整体而言，健康生活对国民健康因素指数的贡献度最高，能够达到 50% 左右，因而在健康生活方面表现较好的省区如上海市，即使在其他方面有所不足，在国民健康因素测算的排名通常也较为靠前。健康环境对于国民健康因素指数的贡献度最低，仅仅为 20% 左右。但也存在部分地区，如福建省、海南省、宁夏回族自治区等，凭借较好的环境条件跻身前列。

整体来看，我国的国民健康状况稳定改善，不同地区的国民健康因素各有特色。国民健康指数的测算是对当前全国国民健康水平的一种客观反映，能够辅助各省区了解本地的健康状况水平和因素特点，进而为改进健康状况制定更加高效的针对性策略。提高居民健康生活素质、培养健康生活方式，加强健康服务与保障体系建设，改善生活环境，提高我国国民健康水平仍然任重道远。

第 4 章

国民健康水平与影响因素

健康是个人生存和发展的必要基础，是社会协调发展的必由之路，是国家昌盛繁荣的重要旗帜，是所有人民的共同心愿，是提升人民健康水平、建设健康中国的战略重点之一。党的二十大报告指出要将健康中国战略提高到优先发展的地位，"十四五"规划纲要把保障人民健康放在优先发展的战略位置，坚持预防为主的方针，深入实施健康中国行动，完善国民健康促进政策，织牢国家公共卫生防护网，为人民提供全方位全生命期健康服务。因此，清晰地认识和把握我国居民的健康状况以及相关影响因素，是改善居民健康不可或缺的行动，对于推动我国居民的健康发展具有重要意义，在助力实现健康中国战略目标方面将发挥重要作用。

本章将深入分析探索各省区国民健康水平指数的特点及关系，进一步分析城乡差异并进行国际比较，这对各省区的健康事业改革与发展，维护健康公平，逐步缩小健康领域的城乡差异、区域差异具有重要意义。

4.1　国民健康水平指数

4.1.1　国民健康水平指数基本情况分析

国民健康水平指数主要是对各省区居民的身体健康状况进行评估，本研究涉及 31 个省区，不涉及港澳台地区。将国民健康水平指数按照其得分进行降序排列，并划分为三个层级，见图4-1。

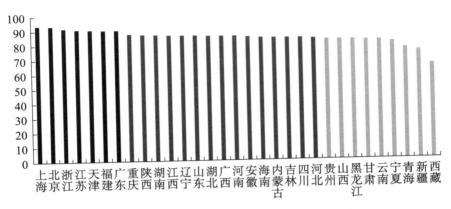

图4-1 31个省区国民健康水平指数分布情况

从图4-1可以看出，全国各省区的国民健康水平指数之间存在一定的差异。高国民健康水平组包括上海市、北京市、浙江省、江苏省、天津市、福建省和广东省；中等国民健康水平组包括重庆市、陕西省、湖南省、江西省、辽宁省、山东省、湖北省、广西壮族自治区、河南省、安徽省、海南省、内蒙古自治区、吉林省、四川省和河北省；低国民健康水平组包括贵州省、山西省、黑龙江省、甘肃省、云南省、宁夏回族自治区、青海省、新疆维吾尔自治区和西藏自治区。在指数得分较高的省区中，其得分均值为91.3分，标准差为1.4分。得分处于中等水平的省区，均值为85.1分，标准差为1.3分。在国民健康水平指数得分较低的省区中，其均值为78.1分，标准差为5.6分。综合来看，中等健康水平的省区间得分波动最小，低健康水平的省区间得分波动最大。

我们分别计算了3个不同健康水平层级省区的人均GDP，可以发现，国民健康水平指数处于较高水平的省区，其人均GDP均值为55 881元；处于中等水平的省区，其人均GDP为30 790元；处于较低水平的省区，其人均GDP为25 684元。国民健康水平指数与经济发展之间存在密切的关联，结合李国柱等（2017）以及张玉婷（2019）的研究也可以发现，随着经济水平的增长、人均收入的提高以及公共卫生投入的增加，国民健康水平会有所提高，健康状况得到加强。

4.1.2 二级指标的基本分析与比较

国民健康水平指数主要由 5 个二级指标按照一定的权重综合而成，包括婴儿死亡率、5 岁以下儿童死亡率、孕产妇死亡率、人均预期寿命以及中老年自评健康。根据《中国卫生健康统计年鉴》、世界卫生组织数据库以及世界银行数据库中提取到的信息，我国在国民健康水平指数的二级指标方面取得了相当的成效，与 G7 国家的指标比较结果见表 4 - 1。

表 4 - 1　2020 年中国与 G7 国家国民健康水平指数二级指标对比

指标	美国	英国	法国	德国	日本	意大利	加拿大	中国
婴儿死亡率（‰）	5.4	3.6	3.4	3.1	1.8	2.5	4.4	5.4
5 岁以下儿童死亡率（‰）	6	4	4	4	2	3	5	7
孕产妇死亡率（1/10 万）	21	10	8	4	4	5	11	23
人均预期寿命（岁）	77.28	80.90	82.18	80.94	84.62	82.34	81.75	78.08

由表可知，在婴儿死亡率方面，2020 年我国婴儿死亡率为 5.4‰，比最低值的日本高 3.6 个千分点，与最高值的美国持平。在 5 岁以下儿童死亡率方面，我国 5 岁以下儿童死亡率为 7‰，比最低值的日本高出 5 个千分点，比最高值的美国高出 1 个千分点。在孕产妇死亡率方面，我国孕产妇死亡率为 23/10 万，高出最低值的日本以及德国 1.9 个万分点，超出最高值的美国 0.2 个万分点。我国的人均预期寿命

为 78.08 岁，比 G7 国家中人均预期寿命最高的日本低 6.54 岁，但比美国高 0.8 岁。

虽然总体上反映我国国民健康水平的指标都处于较高水平，但我国各省区之间仍存在较大差距。31 个省区婴儿死亡率最低为 1.97‰，最高为 7.67‰；5 岁以下儿童死亡率最低为 2.45‰，最高为 10.91‰；孕产妇死亡率最低为 2.72/10 万，最高为 47.9/10 万；人均预期寿命最低为 72.19 岁，最高为 83.73 岁。因此，需重点关注健康水平相对较差的区域，让更多的医疗卫生资源向其倾斜，逐步缩小健康水平的区域差异。

4.1.3 东中西部地区国民健康水平指数比较

东中西部地区国民健康水平指数得分情况见图 4 - 2。在东部地区，上海市（93.6 分）和北京市（93.2 分）的国民健康水平指数得分最高，黑龙江省（82.0 分）和河北省（82.9 分）的国民健康水平指数得分较低，各省区健康水平指数得分平均值为 87.9 分，标准差为 3.9 分。在中部地区，湖南省（86.4 分）和江西省（86.1 分）的国民健康水平指数较高，山西省（82.0 分）以及安徽省（84.5 分）的国民健康水平指数较低，该区域内各省区得分平均值为 85.0 分，标准差为 1.4 分。在西部地区，重庆市（87.2 分）和陕西省（86.6 分）的国民健康水平指数最高，而新疆维吾尔自治区（74.0 分）和西藏自治区（64.5 分）的国民健康水平指数最低，该地理区域下所有省区得分均值为 80.5 分，标准差为 6.1 分。综合三个区域来看，东部地区健康水平指数得分最高，居民健康状况最优；中部地区健康水平指数得分处于中等水平，该区域一体化程度最佳，各省区之间波动幅度最小；西部地区健康水平指数得分最低，且波动幅度最大，各省区之间健康水平差异较大。因此，

需要在整体上持续推动居民健康改进并着重关注重点省区，在提升健康
总体水平的同时缩小区域内部差距。

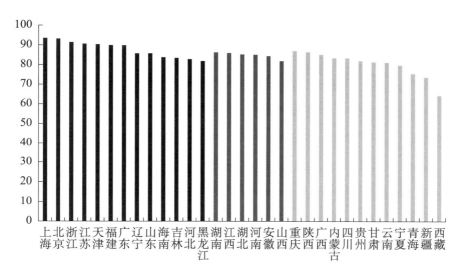

图 4-2　东中西部省区国民健康水平指数情况

4.2　国民健康水平指数与健康生活指数

4.2.1　国民健康水平指数与健康生活指数的相关性分析

人群健康水平与生活方式息息相关。接下来我们进一步分析国民健
康水平指数与健康生活指数之间的关系。在全国范围内，以国民健康水
平指数为因变量，健康生活指数为自变量构建线性回归模型，具体见
图 4-3。研究发现，两者之间存在正相关关系，国民健康水平指数随
着健康生活指数的增加而增加。王旭（2021）利用中国综合社会调查
数据，对体育锻炼与身体健康之间的关系进行实证分析，发现参与体

育锻炼可以改善居民身体健康以及自感身体健康。成黎（2016）通过调查北京市大学生的饮食结构发现，良好的饮食习惯，用餐荤素搭配合理，有助于维持正常的 BMI 和身体健康状况。综上，适度的体育锻炼、科学的饮食习惯对促进人体健康具有重要的作用。2017 年，国家卫生计生委、体育总局、全国总工会、共青团中央和全国妇联共同制定了《全民健康生活方式行动方案（2017—2025 年)》，普及健康生活方式技能，提高全民健康意识。2022 年国务院办公厅印发《"十四五"国民健康规划》，强调普及健康生活方式，从加强健康促进与教育、推行健康生活方式、开展全民健身运动三方面提出要求，全方位干预健康问题和影响因素。

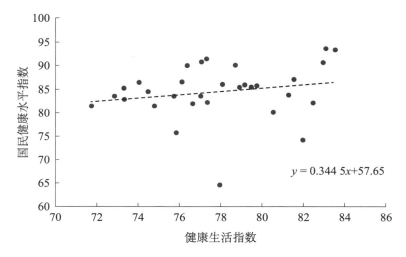

图 4-3 国民健康水平指数与健康生活指数关系散点图

4.2.2 东中西部地区国民健康水平指数与健康生活指数的相关性分析

东中西部地区国民健康水平指数和健康生活指数的平均值与标准差

见表 4-2。东部地区的国民健康水平指数得分最高，中西部地区得分较低。而在健康生活指数得分方面，东部地区得分最高，中西部地区得分较低，二者之间具有相同的变化趋势。同时这也证明，健康生活对国民健康水平有积极的正向作用，即可以通过推广健康生活方式改善国民的健康状况。

表 4-2　东中西部地区国民健康水平指数和健康生活指数平均值与标准差

地理区域	国民健康水平指数	健康生活指数
东部	87.95±3.92	79.31±3.12
中部	84.95±1.45	76.03±2.25
西部	80.47±6.14	77.24±3.09

在东中西部地区分别探索国民健康水平指数和健康生活指数之间的关系，如图 4-4 至图 4-6 所示。研究发现，东中西部地区国民健康水平指数与健康生活指数之间存在正相关，国民健康水平指数随着健康生活指数得分的增加而增加，与整体呈现出相同的变化趋势。

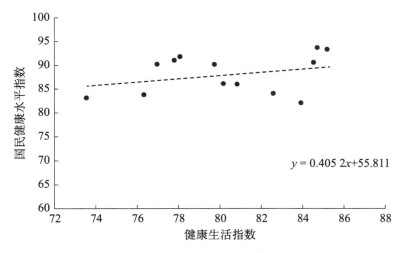

图 4-4　东部地区国民健康水平指数与健康生活指数关系散点图

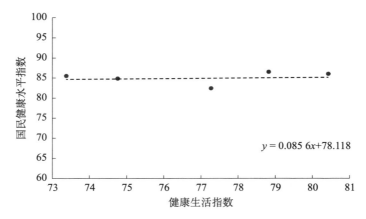

图 4 - 5 中部地区国民健康水平指数与健康生活指数关系散点图

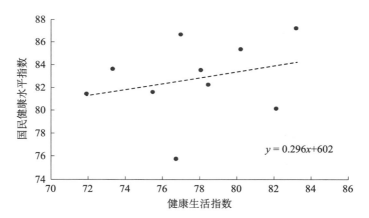

图 4 - 6 西部地区国民健康水平指数与健康生活指数关系散点图

4.3 国民健康水平指数与健康服务与保障指数

4.3.1 国民健康水平指数与健康服务与保障指数之间的相关性分析

接下来分析国民健康水平指数与健康服务与保障指数之间的关系。

在全国范围内，以国民健康水平指数为因变量，健康服务与保障指数为自变量进行回归分析，结果见图 4-7。研究发现，国民健康水平指数与健康服务与保障指数之间存在正线性相关关系。既往研究也发现社会医疗保障对促进居民健康有重要影响。于保荣（2016）利用国家宏观经济数据分析医保对居民健康和疾病经济负担的影响发现，随着医保的发展和政府卫生投入的增加，个人支付占卫生总费用的比重大幅下降，极大地缓解了人民群众看病贵、治病难的问题，进而有效改善了居民健康状况。王莉（2023）通过分析 2007 年以来我国居民健康水平的时空演变趋势发现，经济水平、医疗资源可及性等关键因素对我国人群健康水平有显著影响，即随着医疗卫生资源条件不断改善，全国医院和基层卫生机构数量增加，我国居民健康水平得到提升。为进一步推进医疗保障高质量发展，保障人民健康，促进共同富裕，2021 年国务院印发《"十四五"全民医疗保障规划》，从发展要求、总体规划、健全多层次医疗保障制度体系、优化医疗保障协同治理体系等六大方面，全方位加强医疗

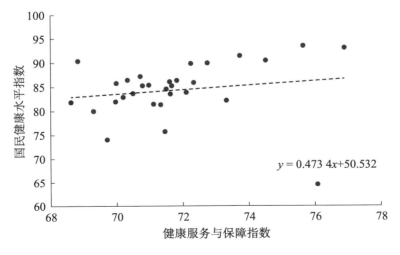

图 4-7　国民健康水平指数与健康服务与保障指数关系的散点图

保障体系建设。而且针对重点人群，制定针对性保护政策，例如同年发布全面加强老年健康服务工作，加强老年人用药保障，加强失能老年人健康照护服务，加快发展安宁疗护服务等，以保障老年人群的健康服务与保障质量，这些举措对于提高人群健康水平具有重要意义。

4.3.2 东中西部地区国民健康水平指数与健康服务与保障指数的相关性分析

东中西部地区国民健康水平指数与健康服务与保障指数的平均值与标准差见表4-3。东部地区的健康服务与保障水平最高，西部地区次之，中部地区健康服务与保障水平最低。从整体趋势上来看，东部地区健康服务与保障指数最高，且其国民健康水平指数最高，中西部地区健康服务与保障指数较低，国民健康水平指数较低，两个指标之间具有相似的变化趋势，侧面证明二者之间的正向相关关系。

表4-3 东中西部地区国民健康水平指数、健康服务与保障指数平均值与标准差

地理区域	国民健康水平指数	健康服务与保障指数
东部	87.95±3.92	72.19±2.45
中部	84.95±1.45	71.24±0.66
西部	80.47±6.14	71.39±1.72

在东中西部地区分别探索国民健康水平指数与健康服务与保障指数之间的关系（见图4-8至图4-10），可以发现，在不同的区域内，国民健康水平指数与健康服务与保障指数之间均呈现出正向相关关系，与整体水平上方向一致，即随着健康服务与保障指数的增加，均会不同程度地提高国民健康水平指数。其中，中部地区的健康服务与保障指数得分对于国民健康水平指数的影响最为明显。

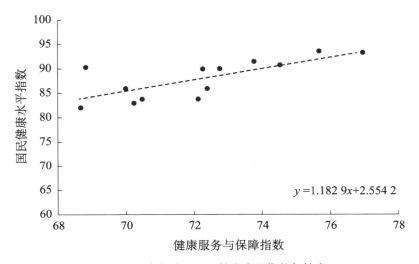

**图 4 - 8　东部地区国民健康水平指数与健康
服务与保障指数关系散点图**

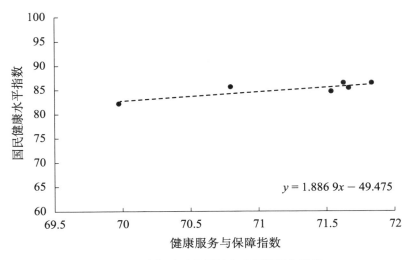

**图 4 - 9　中部地区国民健康水平指数与健康
服务与保障指数关系散点图**

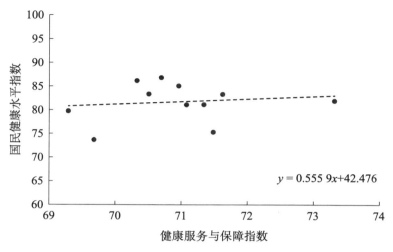

图 4 - 10　西部地区国民健康水平指数与健康服务与保障指数关系散点图

4.4　国民健康水平指数与健康环境指数

4.4.1　国民健康水平指数与健康环境指数之间的相关性分析

进一步探索国民健康水平指数与健康环境指数之间的关系，以国民健康水平指数为因变量，健康环境指数为自变量构造回归方程，具体见图 4 - 11。研究发现，国民健康水平指数与健康环境指数之间呈现出正相关关系，健康环境指数得分越高，国民健康水平指数越高。既往研究也发现健康环境对于国民健康水平有着重要影响。单海峰（2022）利用围产儿死亡率、孕产妇死亡率、传染病发病率等指标，通过线性组合构造出健康水平指数，进而与经济、环境等宏观指标进行关联，发现随着环境质量的提升，可以显著改善居民的健康状况。陈淑云（2020）通过研究住房环境以及社区环境对于青少年的健康影响，发现环境的恶化会给青少年的身体健康带来不利影响，并且住房环境对城市青少年的影响更大，而社区环境对农村青少年的影响更大。为改善人群生存环境，2019 年，《国务院关于实施健康中国行动的意见》发布，要求实施健康环境促进行动，并指出良好的环境是健康的保障，未来应该向公众、家庭、单位（企业）普及环境与健康相关的防护和应对知识。推进大气、水、土壤污染防治，推进健康城市、健康村镇建设，并建立环境与健康的调查、监测和风险评估制度，采取有效措施预防控制环境污染相关疾病。2021 年，党的十九届五中全会将"生态文明建设实现新进步"作为"十四五"时期经济社会发展的一项主要目标，并提出"持续改善环境质量"的目标任务，以满足人民日益增长的美好生活需要。未来不仅需要在整体上改善居住环境，还应该注意生存环境之间的不平衡所导致的健康水平等问题。

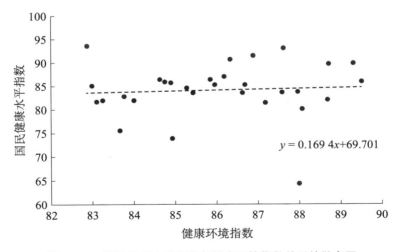

图 4 - 11　国民健康水平指数与健康环境指数关系的散点图

4.4.2　东中西部地区国民健康水平指数与健康环境指数的相关性分析

东中西部地区国民健康水平指数与健康环境指数得分的平均值与

标准差见表 4-4。从中可以发现，东中西部地区健康环境指数得分相对而言差距不大，说明整体健康环境都相对较好。此外，东部地区健康环境较好，中西部健康环境相对较差。并且东部地区国民健康水平指数较高，而中西部地区国民健康水平指数较低。这表明二者之间具有相同的变化趋势，即质量更好的健康环境可以获得更高的国民健康水平。

表 4-4 东中西部地区国民健康水平指数与健康环境指数平均值与标准差

地理区域	国民健康水平指数	健康环境指数
东部	87.95±3.92	86.04±1.99
中部	84.95±1.45	85.48±2.15
西部	80.47±6.14	85.87±1.60

在东中西部地区分别探索国民健康水平指数与健康环境指数之间的关系（见图 4-12 至图 4-14），可以发现，在东中西部地区，健康环境指数对于国民健康水平指数均存在正向效应，即随着健康环境指数的

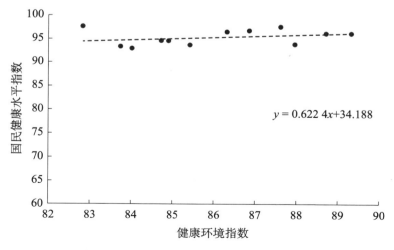

$$y = 0.622\,4x + 34.188$$

图 4-12 东部地区国民健康水平指数与健康环境指数关系散点图

增加，国民健康水平指数随之增加。不同地区的结论与总体结论相呼应。因此，为提高国民健康水平指数，可以在健康环境方面做出更多努力。

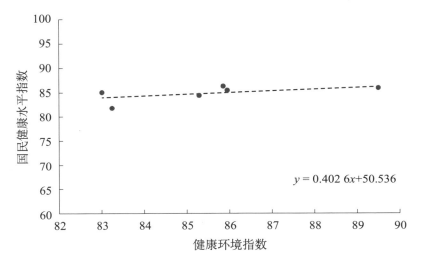

图 4 - 13　中部地区国民健康水平指数与健康环境指数关系散点图

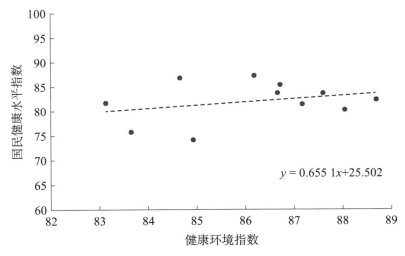

图 4 - 14　西部地区国民健康水平指数与健康环境指数关系散点图

4.5 国民健康水平影响因素分析

4.5.1 聚类分析

按照健康生活指数、健康服务与保障指数以及健康环境指数得分对31个省区进行 K-means 聚类,并通过欧氏距离衡量不同组之间的差异。聚类结果如下:第一组地区包括重庆市、新疆维吾尔自治区、天津市、上海市、山东省、辽宁省、黑龙江省;第二组地区包括浙江省、西藏自治区、四川省、宁夏回族自治区、江西省、江苏省、湖北省、海南省、贵州省、广西壮族自治区、广东省、福建省、北京市;第三组地区包括云南省、陕西省、山西省、青海省、内蒙古自治区、吉林省、湖南省、河南省、河北省、甘肃省、安徽省。

3个组的健康生活指数、健康服务与保障指数以及健康环境指数的分布情况见图 4-15。从中可以发现,组 1 的健康生活指数得分最高,健康服务与保障指数得分稍低,但健康环境指数得分最低,将其命名为高健康生活组;组 2 的健康环境指数得分和健康服务与保障指数得分均是最高的,但健康生活指数得分最低,将其命名为高健康环境以及高健康服务与保障组;组 3 的健康生活指数得分、健康服务与保障指数得分以及健康环境指数得分都不是最高的,但相对比较均衡,将其命名为均衡组。

3个组的国民健康水平指数平均值及标准差见表 4-5。高健康生活组和高健康环境以及高健康服务与保障组的国民健康水平指数均高于均衡组,其中,高健康生活组的国民健康水平指数最高,均衡组的国民健康水平指数最低。这说明健康生活、健康服务与保障以及健康环境对于国民健康水平均

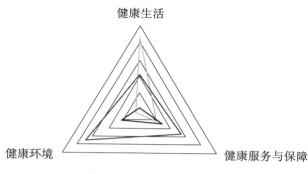

图 4-15　健康生活指数、健康服务与保障指数以及健康环境指数得分分布图

起到了正向作用，并且健康生活对于国民健康水平的提升作用最为显著。

表 4-5　各聚类结果下的国民健康水平指数平均值及标准差

聚类结果	平均值	标准差
高健康生活组	85.54	5.83
高健康环境以及高健康服务与保障组	85.10	7.06
均衡组	83.05	2.90

　　综上，针对不同的分组，未来应当采取不同的政策措施。高健康生活组未来应该继续保持在健康生活方面的优势，并且加强健康环境和健康服务与保障的建设，以进一步提升这些省区居民的健康水平。针对高健康环境以及高健康服务与保障组，该类别下的各省区在健康生活、健康服务与保障以及健康环境等方面均处于较高水平，其中健康生活指标相较于高健康生活组仍有进一步发展的空间，未来可以着重加大该方向的宣传教育。针对均衡组，该类别下各省区健康生活、健康服务与保障以及健康环境均相对薄弱，未来可以多管齐下，从多方面进行投入，全方位提升居民健康水平。

4.5.2　多因素 Logistic 回归模型分析

　　将国民健康水平指数划分为高、中、低 3 个组，其中高国民健康水平组包括上海市、北京市、浙江省、江苏省、天津市、福建省和广东省；中等国民健康水平组包括重庆市、陕西省、湖南省、江西省、辽宁省、山东省、湖北省、广西壮族自治区、河南省、安徽省、海南省、内蒙古自治区、吉林省、四川省和河北省；低国民健康水平组包括贵州省、山西省、黑龙江省、甘肃省、云南省、宁夏回族自治区、青海省、新疆维吾尔自治区和西藏自治区。将高中低3个组作为因变量纳入模型，拟合关于健康生活、健康服务与保障以及健康环境3个指标的有序多分类 Logistic 回归模型，模型结果见表4-6。从中可以发现，当以低国民健康水平组为对照时，健康生活指数得分和健康服务与保障指数得分越高，越有助于国民健康水平指数向高水平发展；健康环境指数越高，越有助于国民健康水平指数向中等水平发展。即三者对于提升国民健康水平均有正向意义，但健康生活和健康服务与保障的提升可以获取更高水平的健康，获得更大的健康收益。因此，未来应该在不同的方向上按照不同的权重进行投资，以使居民获得的健康收益达到最大化。

表 4 - 6　Logistic 模型结果（OR 值）

等级划分	健康生活	健康服务与保障	健康环境
低（对照组）	—	—	—
中	0.90	0.81	1.09
高	1.26	1.90	0.82

4.5.3　空间回归模型分析

1. 空间自相关分析

在空间自相关分析中计算出莫兰指数为－9.072，莫兰指数小于0，表示国民健康水平指数在全国范围内具有一定的空间负相关，即国民健康水平指数较高的省区周围地区的国民健康水平指数较低，各省区之间存在一定的负向影响，说明各省区居民的健康水平具有不平衡性。未来应该考虑邻近省区的一体化建设，从而带动国民健康水平稍低的省区的健康建设工作。

2. 空间回归模型选择

首先进行空间误差模型以及空间滞后模型的 LM 诊断，研究发现 Lagrange Multiplier（error）以及 Lagrange Multiplier（lag）检验结果均为显著，进一步根据 Robust Lagrange Multiplier 进行检验后，最终选择空间滞后模型拟合变量之间的关系，模型选择结果见表 4 - 7。

表 4 - 7　模型选择结果

模型	变量	检验统计量	p 值
空间误差模型	Lagrange Multiplier（error）	11.528	0.001
	Robust Lagrange Multiplier	3.309	0.069
空间滞后模型	Lagrange Multiplier（lag）	12.186	0.000
	Robust Lagrange Multiplier	3.968	0.046

3. 空间回归模型结果

空间滞后回归模型结果见表 4 - 8。当考虑到各省区之间的相互影响时，我们发现健康生活指数和健康服务与保障指数对于国民健康水平存在正向的促进作用，并且健康生活指数与国民健康水平指数之间的关系是显著的，即随着健康生活指数的提升，国民健康水平指数也会显著增加。这说明健康的生活方式对于国民健康水平的影响是最重要的。健康服务与保障以及健康环境都是促进国民健康的外部因素，而健康生活方式是促进国民健康的内在因素。世界卫生组织研究发现，个人行为与生活方式因素对健康的影响占 60%。每个人都是自己健康的第一责任人，推进健康中国建设，需要每个人都行动起来。

表 4 - 8　空间滞后回归模型结果

变量	参数估计	z 值	p 值
健康生活	0.558	2.55	0.011
健康服务与保障	0.274	0.72	0.469
健康环境	−0.024	−0.07	0.941

4.6　本章小结

全国各省区的国民健康水平指数之间存在一定的差异，虽然构成该指数的部分二级指标已达到发达国家的水平，但各省区之间仍存在较大差距，东中西部地区之间也存在一定差距，因此还需要重点关注健康水平相对较低的区域，将更多的医疗卫生资源向其倾斜，逐步缩小健康水平的区域差异。

健康生活、健康服务与保障、健康环境对国民健康水平指数均有正向意义，即随着各项指数得分的增加，国民健康水平指数均随之增加。在东中西部地区分别探讨健康生活、健康服务与保障、健康环境对国民健康水平指数的影响，也有同样的发现。

在聚类分析中，把全国 31 个省区分为高健康生活组、高健康环境以及高健康服务与保障组和均衡组。高健康生活组和高健康环境以及高健康服务与保障组的国民健康水平指数均高于均衡组。针对不同的分组，未来应当采取不同的政策措施。高健康生活组未来应该继续保持在健康生活方面的优势，并且加强健康环境和健康服务与保障的建设；针对高健康环境以及高健康服务与保障组，其健康生活指标相较于高健康生活组仍有进一步发展的空间，未来可以着重加大该方向的宣传教育；针对均衡组，未来应该多管齐下，全方位提升居民健康水平。

有序多分类 Logistic 回归模型结果显示，健康生活指数得分和健康服务与保障指数得分越高，越有助于国民健康水平指数向高水平发展；健康环境指数得分越高，越有助于国民健康水平指数向中等水平发展。因此，未来应该在不同的方向上按照不同的权重进行投资，以使居民获得的健康收益达到最大化。

从空间统计学模型来看，各省区之间确实存在相互影响。健康生活方式对于国民健康水平的影响是最重要的，健康服务与保障以及健康环境都是促进国民健康的外部因素，而健康生活方式是促进国民健康的内在因素。每个人都是自己健康的第一责任人，推进健康中国建设，需要每个人都行动起来。

第 5 章

重大疾病防控与国民健康

党的十八大以来，党中央把建设健康中国上升为国家战略，把保障人民健康放在优先发展的战略位置。我国坚持预防为主，多举措完善疾病预防控制体系，重大疾病防控取得显著成效。全国传染病疫情总体保持稳中有降，国家免疫规划疫苗接种率持续保持在90％以上。慢性病防治和精神卫生工作稳步推进，建成488个国家慢性病综合防控示范区，重大慢性病过早死亡率从2015年的18.5％下降到2021年的15.3％；在册严重精神障碍患者服务管理覆盖全国所有的区县。虽然疾病防控取得了一定进展，但传染病与慢性病的威胁仍然存在。近年来，伴随着全球一体化的发展，传染病大流行趋势明显，如埃博拉病毒、新型冠状病毒等，给人民群众的生命健康带来了巨大的冲击。同时，随着我国老龄化进程的加剧以及经济社会的发展，慢性病患病率逐年增高。目前，我国由于慢性病所导致的死亡人数已占总死亡人数的87％，未来更多人群将暴露在慢性病的危险因素之下，疾病负担日趋严重。如何合理有效地减少疾病危险因素、控制疾病进展，保障人民群众生命健康，是社会各界紧密关注的问题。

本章将基于《中国卫生健康统计年鉴》数据及调查数据，深入分析各省区传染病和慢性病发病率变化趋势，进一步探讨影响因素，这对各省区重大疾病防控，逐步缩小健康领域的城乡差异、区域差异具有重要意义。

5.1 传染病流行状况

对国家法定传染病和病症的公共卫生监测有助于政府监测这些疾病和病症的影响，评估预防措施的有效性，制定公共卫生政策。本节分析的传染病发病率数据来源于《中国卫生健康统计年鉴》（2003—2022年），其汇总了全国及 31 个省区疾病控制与公共卫生情况。

5.1.1 全国甲乙类法定传染病发病率趋势

1. 1950—2021 年全国甲乙类法定传染病发病率趋势

甲乙类法定传染病报告发病率是指某年某地区每 10 万人口中甲乙类法定传染病报告发病数。图 5 - 1 显示了我国 1950—2021 年全国甲乙类法定传染病报告发病率的变动趋势。全国甲乙类法定传染病报告发病率在 1950—1970 年期间快速上升，由 1950 年的 163.37/10 万升至 1970 年的 7 061.86/10 万；随后在 1970—2021 年呈下降趋势，发病率降至 193.46/10 万；其中 2003—2005 年有小幅度上升，由 2003 年的 192.18/10 万升至 2005 年的 268.31/10 万。这可能与 2003 年中国非典型性肺炎疫情的暴发有关（发病率为 4.00/10 万），也可能是因为从 2004 年开始，我国法定管理传染病全面实行网络直报，由于报告方式的便捷，以及国家相关法律法规的相继颁布实施，各地传染病报告管理得到普遍加强，疫情报告及时性明显提高。此外，2020—2021 年甲乙类法定传染病报告发病率也有小幅度上升，由 2020 年的 190.36/10 万升至 2021 年的

193.46/10 万，这主要与 2019 年底新冠疫情暴发有关①。具体而言，2020 年、2021 年新型冠状病毒肺炎发病率分别为 6.20/10 万、1.08/10 万，是 2020 年、2021 年甲乙类法定报告传染病中排名第 5 和第 9 的传染病。

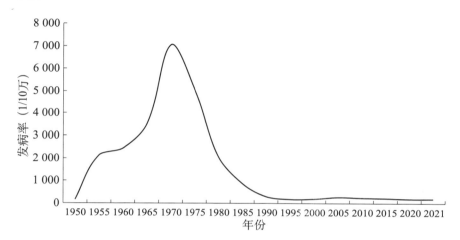

图 5‑1　1950—2021 年全国甲乙类法定传染病报告发病率的变动趋势

2. 近 10 年主要传染病发病率趋势

在 2011—2021 年的 10 年间，我国甲乙类法定传染病的发病率总体呈下降趋势。传染病发病率处于较高水平的疾病主要为：病毒性肝炎、肺结核、梅毒、淋病、猩红热以及艾滋病。图 5‑2 给出了甲乙类法定传染病、病毒性肝炎、肺结核、梅毒、淋病、猩红热以及艾滋病的发病率在 2011—2021 年间的变化趋势。

在 2011—2021 年的 10 年间，我国在传染病发病率控制方面成效显著。党的十八大以来，我国不断完善疾病预防控制体制、体系建设，已建成全球最大、横向到边、纵向到底的疾病和健康危险因素

---

① 2020 年 1 月 20 日，国家卫生健康委发布公告，将新型冠状病毒肺炎纳入乙类传染病并按照甲类传染病管理。

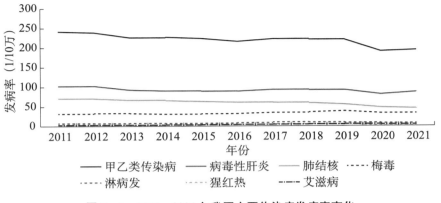

图 5-2　2011—2021 年我国主要传染病发病率变化

监测网络，相继制定了一系列传染病防控政策，包括《中华人民共和国传染病防治法》《中华人民共和国疫苗管理法》等。截至 2022 年，全国传染病疫情总体保持稳中有降，国家免疫规划疫苗接种率持续保持在 90％以上。中央财政每年投入超 40 亿元免费向居民提供免疫规划疫苗，可预防的传染病已达到 15 种。其中，病毒性肝炎发病率从 2011 年的 102.34/10 万下降到 2021 年的 86.98 人/10 万。肺结核发病率从 2011 年的 71.09/10 万下降到 2021 年的 45.37/10 万。梅毒、淋病以及猩红热的发病率则处于相对平稳的状态，梅毒发病率稳定在 33/10 万左右，淋病和猩红热发病率则维持在 8/10 万以及 4/10 万。

　　病毒性肝炎是严重危害人群健康的重大传染病，2017 年国家卫生计生委联合多部门，为贯彻落实全国卫生与健康大会精神和《"健康中国 2030"规划纲要》部署，进一步加强我国病毒性肝炎防治工作，制定了《中国病毒性肝炎防治规划（2017—2020 年）》。该规划提出了七项防控措施，具体包括加强疫苗接种，筑牢甲型肝炎、乙型肝炎免疫屏障；综合防控危险因素，减少疾病传播；强化监测报告，及时处置聚集性疫情；优化检测策略，加强传染源发现工作；规范治疗管理，提高治疗效果；做好药品供应，提高医疗保障水平；加强宣传教育，努力消除社会歧视等。该规划的提出极大地推动了近年来我国病毒性肝炎防控工作的发展，降低了我国病毒性肝炎发病率。

虽然梅毒疾病在我国的发病率呈下降趋势，但是仍然处在较高水平。2012 年，国家卫生健康委员会在《性病防治管理办法》中，对梅毒疾病做出了明确的控制措施要求，强调艾滋病自愿咨询检测机构和社区药物维持治疗门诊应当将梅毒免费咨询检测纳入日常服务内容。开展妇幼保健和助产服务的医疗机构应当对孕产妇进行梅毒筛查检测、咨询、必要的诊疗或者转诊服务，预防先天梅毒的发生等。以上措施的提出和实施在相当程度上有效控制和预防了梅毒的发病，保障了人民群众的身体健康。

艾滋病一直以来是一个重大的全球公共卫生问题，其在全球各国持续传播。2021 年，我国艾滋病报告发病率为 4.27/10 万，为甲乙类法定传染病中发病率的第 6 名。图 5 - 3 显示了 1997—2021 年全国艾滋病报告发病率的变动趋势。由图可知，全国艾滋病报告发病率在 1997—2019 年期间快速上升，由 1997 年的 0.01/10 万上升至 2019 年的 5.10/10 万；随后在 2019—2021 年呈下降趋势，发病率降至 4.27/10 万，同比下降 16.3%，并且 2019—2020 年的下降幅度（13.1%）大于 2020—2021 年的下降幅度（3.6%）。这与新冠疫情暴发的时间相吻合，可能是因为疫情期间人与人之间的接触减少，从而减少了性传播或血液传播（Geng et al.，2021）。随着疫情的逐渐好转，全国范围内的社会经济活动恢复，艾滋病报告发病率的下降幅度也有所减缓。

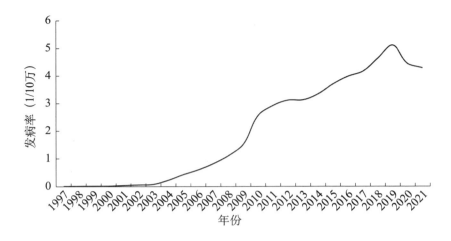

图 5 - 3　1997—2021 年全国艾滋病报告发病率的变动趋势

注：1998 年艾滋病报告发病率数据缺失，我们使用 1997 年和 1999 年的艾滋病报告发病率的均值替代。

　　结核病是严重危害公众健康的全球性公共卫生问题，是我国主要传染性疾病之一。自 2001 年起，国务院先后下发了 3 个《全国结核病防治规划》，明确要求进一步加强结核病防治，降低结核病发病率和死亡率。目前我国已经完成三个阶段的结核病防治工作，下一步将制定"十四五"结核病防治规划，持续降低结核病对于人群健康的危害。2021年，我国肺结核报告发病率为 45.37/10 万，发病率在甲乙类法定传染病中排名第 2。图 5 - 4 显示了 1997—2021 年全国肺结核报告发病率的变动趋势。全国肺结核报告发病率在 1997—2005 年期间快速上升，由1997 年的 39.20/10 万上升至 2005 年的 96.30/10 万；随后在 2005—2021 年呈下降趋势，发病率降至 45.40/10 万，同比下降 52.9%。这一转变可能要归因于若干大规模的公共卫生干预措施（Jiang et al.，2021）。首先，我国从 2005 年开始全面实施"直接督导下的短程化疗"

（DOTS）战略，以应对世界卫生组织的"遏制结核病"计划。其次，2004 年法定管理传染病全面实行网络直报及《卫生部办公厅关于进一步加强结核病专科医院结核病防治工作的通知》[①] 等政策实施，使结核病发现率增加了一倍。最后，政府在全国范围内为结核病患者提供免费诊断测试和治疗，大大减轻了患者的经济负担，改善了治疗效果（Wang et al.，2007）。

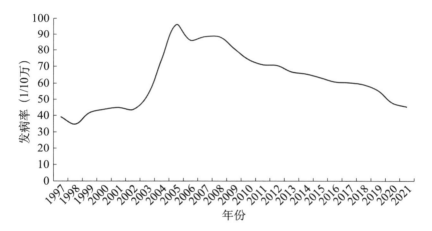

图 5 - 4　1997—2021 年全国肺结核报告发病率的变动趋势

值得注意的是，在新冠疫情期间，肺结核报告发病率的下降幅度与过去不同，2019 年、2020 年和 2021 年肺结核报告发病率的下降幅度分别为 6.2%、14.0% 和 5.0%。肺结核主要通过飞沫和空气传播，疫情期间，我国根据自身实际情况制定了有效的防治措施，包括在公共场所佩戴口罩，经常洗手，避免不必要的聚会等，这些措施都有效地减少了肺结核的传播（Bai et al.，2022）。

---

① 详细信息参考中国政府官方网站，http：//www.nhc.gov.cn/bgt/pw10602/200605/0a81bbe966c44a71b9f95b4dc91bd68b. shtml。

5.1.2 分省区甲乙类法定传染病发病水平

1. 分省区传染病总发病率

图 5-5 为 2002—2021 年各省区甲乙类法定传染病报告发病率，其中浅灰色数据条为各年发病率前十的省区。2021 年，甲乙类法定传染病报告发病率排名最高的前五个省区分别为青海省、海南省、西藏自治区、新疆维吾尔自治区和湖南省，报告发病率分别为 392.09/10 万、342.07/10 万、333.32/10 万、331.86/10 万和 302.00/10 万；北京市的甲乙类法定传染病报告发病率最低，为 94.57/10 万。

如前所述，2002—2005 年，各省区甲乙类法定传染病报告发病率略有增加。而在 2005—2019 年，整体上各省区甲乙类法定传染病报告发病率呈下降趋势，其中北京市、甘肃省、浙江省、宁夏回族自治区和陕西省下降幅度最大，报告发病率分别下降 323.18/10 万、240.99/10 万、218.72/10 万、208.44/10 万和 147.89/10 万。个别省区甲乙类法定传染病报告发病率有增加趋势，例如湖南省甲乙类法定传染病报告发病率从 2005 年的 169.10/10 万增加到 2019 年的 293.11/10 万，并成为发病率前十的省区；相反，北京市和浙江省从 2005 年发病率前十的省区到 2019 年退出发病率前十的省区。2020 年，湖北省新型冠状病毒肺炎报告发病率高达 290.81/10 万，使得其甲乙类法定传染病报告发病率比 2019 年高 50.99/10 万，而受益于疫情期间我国政府有效的防治措施，其余省区报告发病率呈下降趋势。2021 年疫情有所好转，随着社会经济活动的恢复，各省区发病率略微有所增加。

2. 分省区病毒性肝炎的发病率

各省区病毒性肝炎的发病率见图 5-6。其中，发病率最高的 3 个省区

甲乙类法定传染病报告发病率（1/10 万）

地区	2002年	2005年	2010年	2015年	2019年	2020年	2021年
北京	229.16	445.91	268.99	150.86	122.73	80.80	94.57
天津	195.18	283.98	173.54	131.85	148.71	109.31	138.35
河北	146.03	198.47	199.99	184.92	170.65	134.26	134.23
山西	115.33	288.24	264.94	268.21	241.92	202.95	211.66
内蒙古	168.83	332.08	324.57	268.40	269.25	225.65	262.64
辽宁	193.24	214.73	207.08	211.18	194.98	155.22	164.27
吉林	171.23	232.23	245.63	174.26	118.21	87.30	105.56
黑龙江	163.87	296.95	239.48	199.76	157.70	105.84	132.22
上海	201.90	275.21	185.62	186.91	177.16	128.63	135.23
江苏	130.79	200.77	138.19	124.24	115.99	98.23	105.94
浙江	271.89	393.74	296.48	193.24	175.02	146.47	144.35
安徽	148.76	224.35	176.16	242.66	246.83	225.08	235.01
福建	178.60	279.28	292.65	278.24	263.35	223.99	209.49
江西	171.31	281.45	210.36	227.94	232.46	199.30	200.50
山东	91.24	139.09	102.48	130.90	163.44	131.73	138.31
河南	168.86	302.82	289.49	204.76	178.84	152.77	147.92
湖北	171.02	267.27	278.59	251.55	239.82	290.81	199.38
湖南	112.00	169.10	212.91	244.74	293.11	269.01	302.00
广东	111.59	292.04	327.53	313.19	315.37	272.20	272.44
广西	203.19	306.31	331.41	262.75	290.90	263.62	272.05
海南	176.23	365.20	261.51	342.48	388.77	339.12	342.07
重庆	208.66	324.86	240.82	262.08	237.02	202.07	194.67
四川	337.62	285.70	225.42	187.72	212.59	196.03	209.56
贵州	175.40	301.00	277.47	266.61	250.02	248.35	245.94
云南	278.85	253.19	178.81	207.72	217.05	189.61	191.41
西藏	221.99	293.65	187.85	325.52	397.67	337.10	333.32
陕西	221.00	328.12	212.07	200.14	180.23	150.48	155.42
甘肃	348.80	417.29	402.98	188.74	176.30	150.52	155.81
青海	320.49	436.25	456.13	414.30	438.02	376.80	392.09
宁夏	315.46	422.52	239.70	234.95	214.08	168.75	174.59
新疆	263.48	467.96	539.30	635.11	483.78	324.99	331.86

图 5-5　2002—2021 年各省区甲乙类法定传染病报告发病率

为青海省（186.01/10 万）、海南省（166.22/10 万）和湖南省（161.16/10 万），发病率较低的为北京市（12.94/10 万）。

青海省是我国乙肝高发地区之一，马小军等（2019）对青海省病毒性肝炎发病情况展开调查，发现青海省病毒性肝炎发病人群具有一定的地区聚集性，多集中在东部，且 5～9 岁人群发病率比较高。对此，青

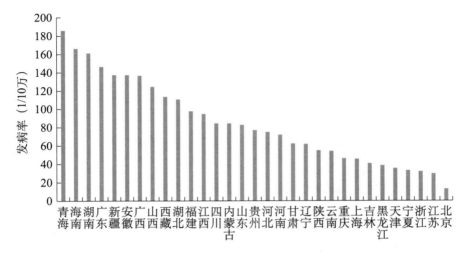

图 5-6 2021 年 31 个省区病毒性肝炎发病率

海省应加强适龄儿童疫苗接种,在重点区域加强健康教育,提高群众认知水平,以控制病毒性肝炎的发生和流行。另外,巴文生等(2019)对青海省乙型病毒肝炎流行病学分布特征进行分析后发现,青海省农民和牧民乙肝报告病例约占整个职业分布的 47.19%。这可能与当地农牧业人口较多、经济较落后、医疗保健和卫生意识较差有关,因此需要在重点人群中加强防护和宣传教育工作。

北京市病毒性肝炎发病率较低,主要得益于北京市较高水平的医疗资源和卫生服务质量,及时有效地控制了病毒性肝炎疾病的传播和发展。另外,北京市积极推进病毒性肝炎的筛查工作。2013 年,北京市针对医护人员、HBsAg 阳性配偶等乙肝病毒高暴露人群,在全国率先制定了成人乙肝疫苗免疫接种指导意见,并在国家乙肝重大传染病示范区——朝阳区开展了人群综合早期筛查及干预研究,摸索建立了综合干预模式,在肝炎防治方面取得了显著成效。其他省区可以借鉴此干预模式，开展综合干预工作。

3. 分省区肺结核的发病率

2021 年，31 个省区肺结核发病率分布情况见图 5－7。全国范围内，肺结核发病率位于前三的省区为西藏自治区（138.48/10 万）、青海省（89.37/10 万）、新疆维吾尔自治区（87.85/10 万）。其中，西藏自治区肺结核发病率远高于全国平均水平。分析原因，首先可能是受环境因素的影响，西藏地区地势高，气候恶劣，气压以及风速变化幅度较大，这导致肺结核疾病高发；其次，尼玛·其美卓嘎（2021）发现西藏地区近年来各级各类医疗卫生机构在诊疗和健康体检工作中，加强了对肺结核和可疑者症状排查，发现了更多的疑似患者，增加了肺结核疾病的发现率和报告率。然而，受制于该地区经济发展水平，医疗资源有限，医疗服务质量以及技术水平相对较低，该地区肺结核疾病呈现高发现率、高报告率以及低治愈率的特点。未来应该持续加大对西藏地区的医疗卫生投入，并在人群中进行广泛宣传教育，及时有效地发现并控制肺结核疾病的进展。

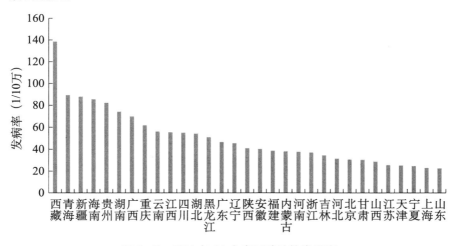

图 5－7　2021 年 31 个省区肺结核发病率

全国肺结核发病率最低的省区为山东省（22.56/10 万）。该地区医疗资源以及服务方面相对发达，有完善的医疗体系和医疗设备，且该地区高度重视结核病防治，发布了多项政策文件，如《山东省结核病防治规划（2011—2015 年）》，将宣传教育工作落实到基层，极大地增加了群众对于结核病的认识，从而提高了结核病的检出率和治愈率。

图 5-8 为 2002—2021 年各省区肺结核报告发病率，其中浅灰色数据条为各年发病率前十的省区。2002—2005 年，各省区肺结核报告发病率呈上升趋势。新疆维吾尔自治区上升幅度最大，报告发病率上升 128.17/10 万。得益于政府的有效控制与治疗，2005—2021 年，各省区肺结核报告发病率逐渐下降。同样是新疆维吾尔自治区，其下降幅度最大，报告发病率下降 117.78/10 万；其次是江西省，报告发病率下降 77.32/10 万。2005—2021 年，黑龙江省、河南省、湖北省和广东省退出发病率前十的省区；相反，湖南省、云南省、西藏自治区和青海省逐渐进入发病率前十的省区。如前所述，受新冠疫情的影响，相比 2019 年，2020 年各省区肺结核报告发病率的下降幅度更大，其中新疆维吾尔自治区、青海省和西藏自治区受到的影响最大，降幅高达 35.0%、30.2%和 17.7%。

4. 分省区梅毒的发病率

2021 年全国 31 个省区梅毒发病率情况见图 5-9。其中，梅毒发病率较高的省区为青海省（74.11/10 万）、新疆维吾尔自治区（73.04/10 万）、海南省（63.60/10 万）。青海省梅毒发病率全国最高，根据尤小慧（2021）关于青海省 2004—2019 年梅毒流行病学特征分析可知，青海省近年来老龄化趋势逐渐加剧，老年人群性观念转变。但由于缺乏足够的性教育，人们对于性病认知能力较差，导致梅毒在人群中广泛传播。而

肺结核发病率（1/10万）

地区	2002年	2005年	2010年	2015年	2019年	2020年	2021年
北京	17.88	57.04	45.70	31.97	32.22	28.56	30.68
天津	34.95	38.55	25.54	19.52	24.98	20.51	25.29
河北	23.99	60.71	59.08	46.11	39.24	32.93	31.49
山西	23.48	87.53	69.58	42.32	33.88	29.74	28.79
内蒙古	41.43	107.66	74.07	47.71	49.86	39.41	38.05
辽宁	27.72	55.12	60.10	53.72	52.75	43.89	45.45
吉林	59.03	99.60	83.79	56.45	39.98	31.76	34.46
黑龙江	48.57	125.45	95.84	86.73	59.57	40.83	50.85
上海	31.87	35.52	34.33	27.56	26.72	24.33	23.01
江苏	36.60	77.24	53.93	39.52	31.25	28.40	25.64
浙江	53.13	95.95	63.89	50.80	45.79	41.92	37.12
安徽	33.66	91.76	64.49	58.44	48.65	41.87	40.19
福建	55.19	97.83	58.93	44.82	43.86	40.82	38.63
江西	45.21	132.68	85.08	71.63	70.80	56.02	55.36
山东	17.60	46.72	42.48	33.06	27.67	24.74	22.56
河南	38.32	109.55	73.11	62.74	51.80	43.27	37.69
湖北	49.44	113.44	84.75	78.14	61.88	52.86	54.01
湖南	39.44	97.17	88.59	83.00	82.07	75.94	74.12
广东	38.68	108.87	99.51	74.12	58.40	50.40	46.61
广西	68.35	136.38	97.01	96.41	81.12	70.39	69.74
海南	40.98	137.28	109.66	97.92	90.22	83.38	85.51
重庆	51.05	134.22	89.90	75.00	72.21	66.69	61.71
四川	82.55	104.60	81.74	67.13	60.35	55.19	54.93
贵州	35.23	147.96	129.14	133.46	102.51	96.54	82.33
云南	51.73	73.12	55.60	54.42	61.78	60.07	56.09
西藏	75.07	100.11	118.34	140.20	182.38	150.13	138.48
陕西	36.68	107.92	67.91	56.66	55.55	47.26	40.98
甘肃	48.51	87.59	90.64	54.92	36.18	30.67	30.54
青海	48.68	94.03	87.35	123.26	134.53	93.85	89.37
宁夏	33.76	65.57	57.39	42.23	36.86	29.74	24.81
新疆	77.46	205.63	164.46	184.53	169.05	109.89	87.85

图 5 - 8　2002—2021 年各省区肺结核报告发病率

且，青海省农牧民、家政家务以及无业人员占比较多，该类人群为梅毒疾病的高发人群。另外，青海省医疗水平相对较低，医疗卫生资源薄弱，这在一定程度上限制了疾病的诊断和治疗。未来应该持续加大对于该省区的医疗援助和政策支持，对于重点人群进行宣传教育和管理，以降低该省区梅毒疾病的发病率。

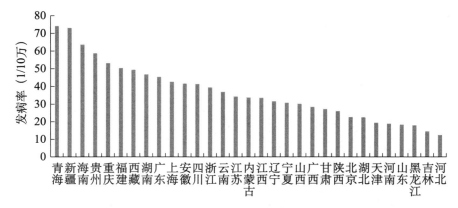

图 5 - 9   2021 年 31 个省区梅毒发病率

31 个省区中梅毒发病率最低的是河北省（12.4/10 万），该省对于梅毒疾病防治高度重视，积极采取了多项干预措施，使得梅毒发病率处于较低水平。例如河北省于 2015 年在全省所有县市区全面开展了预防艾滋病、梅毒和乙肝母婴传播项目工作，最大限度地预防先天性梅毒，保障妇女儿童生命健康。钱立杰（2021）的研究显示，该项措施目前在人群中成效显著，极大地降低了该省梅毒的发病率。

5. 分省区艾滋病报告发病率

图 5 - 10 为 2002—2021 年各省区艾滋病报告发病率，其中浅灰色数据条为各年发病率前十的省区。2021 年，艾滋病报告发病率排名最高的前五个省区分别为广西壮族自治区、四川省、重庆市、贵州省和云南省，报告发病率分别为 14.19/10 万、13.95/10 万、11.99/10 万、10.48/10 万和 9.12/10 万；西藏自治区的艾滋病报告发病率最低，为 0.82/10 万。

如前所述，2002—2019 年，各省区艾滋病报告发病率呈上升趋势，四川省上升幅度最大，报告发病率上升 21.41/10 万。其中，江西省、

艾滋病发病率（1/10万）

地区	2002年	2005年	2010年	2015年	2019年	2020年	2021年
北京	0.03	0.49	1.00	3.61	3.17	1.89	2.59
天津	0.00	0.14	0.47	1.79	1.58	1.73	2.28
河北	0.02	0.09	0.17	0.92	1.31	1.45	1.36
山西	0.04	0.34	0.47	1.35	1.65	1.54	1.92
内蒙古	0.00	0.03	0.12	0.83	1.37	1.17	1.66
辽宁	0.01	0.06	0.25	1.88	2.70	2.24	2.30
吉林	0.04	0.08	0.36	1.96	2.28	1.94	2.78
黑龙江	0.01	0.06	0.29	1.44	1.96	1.47	1.70
上海	0.01	0.17	1.43	2.15	2.21	1.66	1.60
江苏	0.01	0.11	0.42	1.98	2.07	1.60	1.83
浙江	0.03	0.09	0.88	3.02	3.30	2.81	2.64
安徽	0.00	0.41	0.54	1.71	2.00	1.72	1.83
福建	0.08	0.14	0.65	2.00	2.96	2.76	2.58
江西	0.02	0.14	0.53	2.60	3.77	3.67	3.85
山东	0.01	0.06	0.11	0.62	1.04	1.02	1.01
河南	0.11	2.35	1.58	3.26	3.43	2.99	3.05
湖北	0.20	0.39	0.62	2.02	2.61	2.30	2.57
湖南	0.06	0.26	1.16	3.82	4.61	4.09	4.54
广东	0.06	0.47	1.20	3.65	4.01	3.44	3.61
广西	0.04	1.85	8.41	13.25	14.28	14.06	14.19
海南	0.00	0.05	0.36	2.10	2.17	2.26	2.32
重庆	0.03	0.15	1.49	8.76	12.58	11.47	11.99
四川	0.01	0.11	1.94	9.55	21.42	16.54	13.95
贵州	0.31	0.11	0.80	6.02	13.20	11.49	10.48
云南	0.00	0.72	4.81	12.31	11.79	12.51	9.12
西藏	0.02	0.07	0.14	1.04	0.90	1.34	0.82
陕西	0.02	0.06	0.34	1.74	2.86	2.45	2.23
甘肃	0.03	0.10	0.21	1.20	2.29	2.04	2.00
青海	0.00	0.13	0.39	2.59	3.32	2.42	3.19
宁夏	0.00	0.07	0.30	1.18	2.12	1.55	1.47
新疆	0.03	0.53	2.50	8.13	9.50	5.96	5.43

图 5-10　2002—2021 年各省区艾滋病发病率

四川省和云南省的艾滋病报告发病率逐渐进入发病率为前十的省区；相反，北京市和湖北省退出发病率为前十的省区。2020 年，受新冠疫情影响，绝大多数省区艾滋病报告发病率有所下降，其中四川省发病率下降 4.88/10 万；2021 年，随着疫情逐渐好转，部分省区艾滋病报告发病率略微增加，其中吉林省发病率上升 0.84/10 万。

6. 分省区新型冠状病毒肺炎的发病率

2021 年为新冠疫情暴发的第二年，31 个省区的新型冠状病毒肺炎发病率分布情况见图 5-11。发病率最高的 3 个省区为上海市（5.7/10万）、陕西省（4.54/10 万）、内蒙古自治区（3.39/10 万）。其中，上海市发病率最高，主要是由于上海市是中国的经济中心之一，人口密度相对较高，人口流动性大。该地区作为国际交通枢纽，出入境人口较多，自 2021 年年初陆续有境外输入病例出现，且时常伴发本土病例，从而导致该年度该地区发病率较高。而西藏自治区（0/10 万）、新疆维吾尔自治区（0/10 万）等省区地处内陆，人口流动性相对较小，人群密度较低，人与人之间接触机会比较少，疾病不易传播，发病率相对较低。

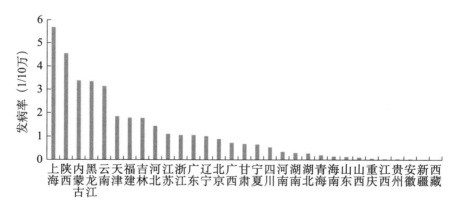

图 5-11　2021 年 31 个省区新型冠状病毒肺炎发病率

图 5-12 为 2020—2021 年各省区新型冠状病毒肺炎报告发病率，其中浅灰色数据条为各年发病率前十的省区。2020 年新型冠状病毒肺炎报告发病率最高的前 5 个省区分别为湖北省、上海市、北京市、新疆维吾尔自治区和黑龙江省，报告发病率分别为 114.93/10 万、5.25/10 万、4.41/10万、3.88/10 万和 2.57/10 万；西藏自治区的报告发病率最低，仅为 0.03/

10 万。相比 2020 年，2021 年新型冠状病毒肺炎报告发病率整体降低，其中湖北省、北京市和新疆维吾尔自治区退出发病率为前十的省区，疫情的中心转至上海市、陕西省、内蒙古自治区、黑龙江省及云南省。

新型冠状病毒肺炎发病率（1/10万）

地区	2020年	2021年
湖北	114.93	0.28
上海	5.25	5.70
北京	4.41	0.89
新疆	3.88	0.00
黑龙江	2.57	3.35
浙江	2.21	1.07
江西	2.01	0.05
重庆	1.88	0.06
天津	1.86	1.86
海南	1.82	0.16
安徽	1.56	0.03
广东	1.49	1.06
湖南	1.47	0.30
内蒙古	1.39	3.39
河南	1.35	0.35
陕西	1.27	4.54
福建	1.24	1.80
宁夏	1.08	0.65
四川	0.98	0.54
江苏	0.83	1.10
山东	0.83	0.14
辽宁	0.75	1.01
甘肃	0.68	0.69
山西	0.59	0.11
吉林	0.58	1.79
广西	0.53	0.72
河北	0.51	1.44
云南	0.45	3.13
贵州	0.41	0.03
青海	0.30	0.20
西藏	0.03	

图 5 - 12　2020—2021 年各省区新型冠状病毒肺炎报告发病率

注：2021 年西藏自治区新型冠状病毒肺炎报告发病率数据缺失。

5.2 慢性病流行现状

本节将从两个方面探索影响国民慢性病流行情况的因素。一方面，以省区为单位，探索慢性病患病率与健康生活、健康服务与保障、健康环境等指数之间的关系；另一方面，基于调查数据，对可能影响居民健康的因素进行分析，并有针对性地提出可以促进居民健康的建议和措施。

5.2.1 慢性病患病情况总体概述

此次调查显示，我国慢性病患病率主要病种为高血压、高血脂、关节炎或风湿病、胃部疾病以及高血糖（见图 5-13）。目前全国高血压疾病患病率约为 15.5%，高血脂患病率为 8.2%，高血糖患病率为 6.8%。根据丁贤彬（2023）以及王晶（2023）关于慢性病的研究发现，这 3 种慢性病之间存在紧密关联，经常同时发病且具有共同的诱发因素，如不良的饮食习惯、体重指数等。未来应当针对这 3 种疾病进行"三高共管"，以降低这 3 种疾病对于人群健康所造成的负担。

此次调查显示，关节炎或风湿病的人群患病率为 7.8%，该疾病多发于中老年人群，与体力劳动、气候环境等因素有关（杜金等，2022）。未来应该加强对老年人群关节炎以及风湿病的筛查，对高强度体力劳动者进行重点保护，改善人群生存居住环境，保障患者生命质量。

胃部疾病的人群患病率为 7.6%，该疾病的发生多与不良的生活习惯，如饮食过快、BMI 过高等有关（朱进华等，2023）。未来应该加强宣传教育，提倡健康的饮食生活习惯。此外，某些胃部疾病与幽门螺杆

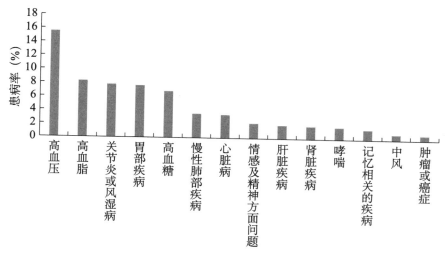

图 5 - 13　我国慢性病主要病种患病率情况

菌感染高度相关。高珂等（2022）发现幽门螺杆菌可以影响胃肠道菌群的多样性以及丰富度，其会导致胃黏膜损伤，进而发展成为慢性胃炎以及胃溃疡等疾病。未来应该做好对幽门螺杆菌感染人群的重点检测，以减少或预防胃部疾病的发生。

31 个省区慢性病患病率情况见图 5 - 14。从中可以发现，新疆维吾尔自治区（44.7%）和湖北省（43.0%）的慢性病患病率最高，重庆市（16.6%）和广西壮族自治区（17.5%）的慢性病患病率最低。新疆维吾尔自治区的慢性病患病率比较高，主要与当地的饮食习惯以及生活方式有关。王育珊等（2021）针对哈萨克族牧民生活及饮食习惯与健康素养水平的关系进行研究，发现新疆地区牧民人数占比较大，受气候和环境影响，当地居民常年喜食牛羊肉以及乳类食品，并且特殊的游牧生活使其缺乏蔬菜和水果的摄入，导致该地区居民营养摄入不均衡。未来应该加强对于重点人群的干预，强调饮食均衡的重要性，降低慢性病患病率。

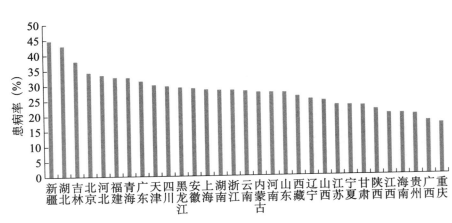

图 5 - 14　31 个省区慢性病患病率情况

重庆市慢性病患病率全国最低。蓝莓等（2021）通过调查问卷研究了重庆市居民对于慢性病危险因素的认知情况。研究发现，2017—2019年重庆市居民慢性病防治素养水平总体呈上升趋势，由 2017 年的16.50％上升至 2019 年的 25.24％，说明重庆市慢性病防治宣传起到了一定作用，人们已逐渐认识到慢性病所带来的危害。此外，政府也积极采取了各种措施应对，使得慢性病得以控制。

东中西部地区慢性病患病率平均值及标准差见表 5 - 1。其中，中部地区慢性病患病率相对较高，东部地区次之，西部地区慢性病患病率最低。

表 5 - 1　东中西部地区慢性病患病率平均值及标准差

地理区域	平均值	标准差
东部地区	0.280	0.039
中部地区	0.287	0.070
西部地区	0.275	0.069

东中西部地区在慢性病防治方面都出台了相应的政策和措施。东

部地区，如北京市在"十三五"时期出台实施了《"健康北京 2030"规划纲要》，成立了健康北京行动推进委员会，制作了 20 余部慢性病防治宣传片，开展主题宣传活动，普及慢性病防治知识。中部地区各省区为贯彻响应《中共中央　国务院关于促进中部地区崛起的若干意见》，保障人民群众生命健康安全，因地制宜，制定了与慢性病相关的防控措施。如安徽省 2018 年发布了《安徽省防治慢性病中长期规划（2017—2025 年）》，以慢性病的三级预防为主线，强调防治结合、全程管理，针对一般人群、高危人群、患者三类目标人群提出了针对性的策略措施，努力全方位、全周期保障人民健康，推动健康安徽建设。西部地区各省区为落实《西部大开发"十三五"规划》，提高群众健康水平，保障人民群众生命财产安全，陆续制定政策，响应国家要求。如四川省 2017 年印发了《四川省防治慢性病中长期规划（2017—2025 年）》，其根据四川省慢性病疾病谱，结合地域、民族、文化等因素，开发适合各阶段人群的慢性病防治宣讲材料和健康读本，制定符合不同人群特点的健康教育计划，全面提升四川人民群众健康素养。

以上政策的出台和实施，推动了各省区慢性病的管理和预防，但东中西部地区在医疗资源和健康服务方面还是存在一定差距，未来应当继续深入贯彻落实，以进一步加强人民群众身体健康，降低慢性病患病率。

5.2.2　慢性病患病率与健康生活、健康服务与保障、健康环境的关系

1. 慢性病患病率与健康生活指数得分之间的关系

31 个省区慢性病患病率与健康生活指数得分之间的关系散点图见图

5-15。从中可以发现，慢性病患病率与健康生活指数得分呈负相关关系，随着健康生活水平的提高，慢性病患病率逐渐降低。玉洁（2017）对北京市西城区居民慢性病患病及健康素养状况进行调查，发现健康生活方式与行为素养以及基本技能素养是慢性病患病的保护因素，可以显著降低人群慢性病患病率。韩涛等（2022）针对社区慢性病患者人群采取健康生活方式干预措施，包括指导患者进行功能锻炼、低强度有氧运动等，发现健康生活方式干预措施可以显著降低受试人群的血压和血糖，对于控制慢性病具有显著成效。因此，在慢性病干预中还应积极推行健康的生活方式，提高居民健康素养，从而降低慢性病患病率。

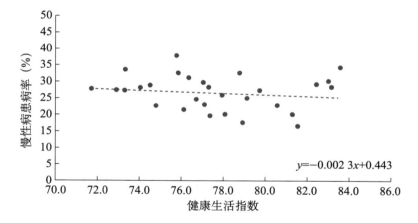

图 5-15　慢性病患病率与健康生活指数得分之间的关系散点图

东中西部地区慢性病患病率与健康生活指数得分之间的关系见表5-2。中部地区慢性病患病率最高而健康生活指数最低，东西部地区慢性病患病率较低而健康生活指数较高。这也反映了慢性病患病率与健康生活指数呈负相关的关系，即随着健康生活指数的提升，慢性病患病率逐渐降低。

表 5 - 2　东中西部地区慢性病患病率与健康生活指数得分情况

地理区域	慢性病患病率	健康生活指数
东部地区	0.280±0.039	79.31±3.12
中部地区	0.287±0.071	76.03±2.25
西部地区	0.275±0.069	77.24±3.09

分别探索东中西部地区慢性病患病率与健康生活指数得分之间的关系（见图 5 - 16 至图 5 - 18），可以发现，在东中西部地区，随着健康生活水平的提升，慢性病患病率均有不同程度的下降，尤其在中部地区，慢性病患病率下降趋势最为明显。

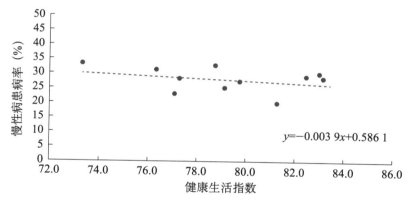

图 5 - 16　东部地区慢性病患病率与健康
生活指数得分之间的关系散点图

2. 慢性病患病率与健康服务与保障指数得分之间的关系

31 个省区慢性病患病率与健康服务与保障指数得分之间的关系散点图见图 5 - 19。从中可以看出，随着健康服务与保障水平的上升，慢性病患病率在逐渐降低。近年来，我国不断加大在慢性病防控方面的支出，建立健全各项规章制度。截至 2021 年底，全国已建设 488 个国家级慢性病综合防控示范区，降低了慢性病患者的就医难度，提高了慢性

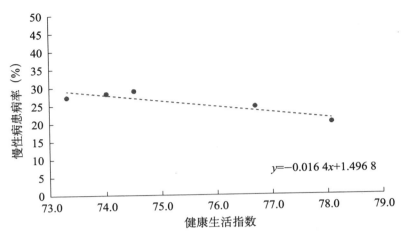

图 5 - 17　中部地区慢性病患病率与健康生活指数得分之间的关系散点图

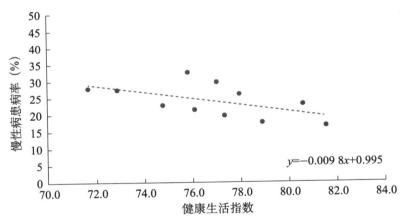

图 5 - 18　西部地区慢性病患病率与健康生活指数得分之间的关系散点图

病健康服务与保障的水平和质量。另外，国家推行医疗保险，对慢性病患者医疗费用进行报销。就新型农村合作医疗保险而言，享受该保险的慢性病老年人的医疗花费大约降低了 22.6%（杨娜等，2022），较好地发挥了减轻农村慢性病老年人疾病治疗负担的作用。因此，继续建设更高质量、更全面的医疗保障体系，对降低慢性病患病率具有重要意义。

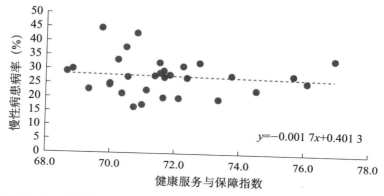

图 5 - 19　慢性病患病率与健康服务与保障指数得分之间的关系散点图

　　东中西部地区慢性病患病率与健康服务与保障指数得分的平均值与标准差见表 5 - 3。中部地区慢性病患病率最高，健康服务与保障指数最低，东西部地区慢性病患病率较低，而健康服务与保障指数较高。从中可以看出，慢性病患病率与健康服务与保障指数之间呈现出负向关系，即随着健康服务与保障指数得分的增加，慢性病患病率逐渐降低。

表 5 - 3　东中西部地区慢性病患病率与健康服务与保障指数得分情况

地理区域	慢性病患病率	健康服务与保障指数
东部地区	0.280 ± 0.039	72.19 ± 2.45
中部地区	0.287 ± 0.071	71.24 ± 0.66
西部地区	0.275 ± 0.069	71.39 ± 1.72

　　分别探索东中西部地区慢性病患病率与健康服务与保障指数得分之间的关系（见图 5 - 20 至图 5 - 22），可以看出，在东中西部地区，慢性病患病率与健康服务与保障指数得分之间均为负向关系，即随着健康服务与保障指数得分的增加，慢性病患病率呈下降趋势。

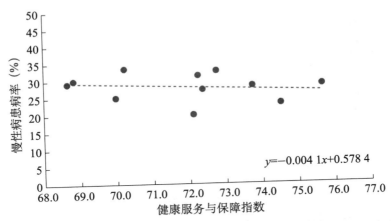

图 5 - 20 东部地区慢性病患病率与健康服务与保障指数得分之间的关系散点图

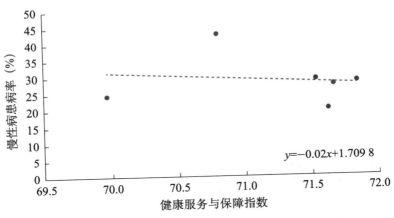

图 5 - 21 中部地区慢性病患病率与健康服务与保障指数得分之间的关系散点图

3. 慢性病患病率与健康环境指数得分之间的关系

31 个省区慢性病患病率与健康环境指数得分之间的关系散点图见图 5 - 23。从中可以发现，随着健康环境水平的提高，慢性病患病率逐渐下降。健康环境可以从多个维度进行测量，如植被绿化、空气质量等。张延吉等（2020）结合城市规划和公共卫生学科，围绕城市建成环

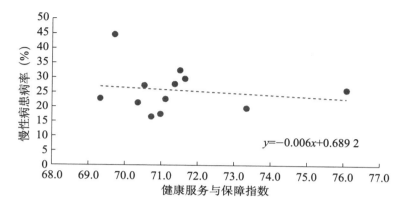

**图 5 - 22　西部地区慢性病患病率与健康服务与
保障指数得分之间的关系散点图**

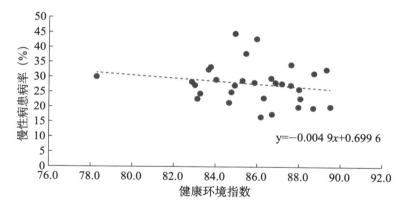

图 5 - 23　慢性病患病率与健康环境指数得分之间的关系散点图

境，论证出可以通过各类环境要素的优化，例如改善道路的通达性、
体育设施可达性等，来抑制人群慢性病的发生。根据刘丹妮等
（2022）关于上海市第一批国家慢性病综合防控示范区健康环境建设
及成效评估研究，上海市通过持续增强健康支持环境，新增健康主题
公园、健康步道、健康小屋等新型健康单元等措施，使得居民生活行
为方式发生重要改变，在慢性病防控工作上取得了一定成效。另外，

空气质量与某些慢性病的发生也有着密切关系。王哲等（2018）通过研究气候条件以及慢阻肺发病人数，发现轻度空气污染使得第二天慢阻肺就诊人数增加，从而发现空气质量对于肺部慢性疾病具有重要影响。因此，加强环境建设，改善健康环境，是降低慢性病患病率的重要手段。

东中西部地区慢性病患病率与健康环境指数得分的平均值与标准差见表 5-4。中部地区的健康环境指数最低，慢性病患病率最高，东西部地区的健康环境指数较高，慢性病患病率较低。根据该趋势，可以认为健康环境指数与慢性病患病率之间存在负向相关关系，即随着健康环境指数的升高，慢性病患病率逐渐降低。

表 5-4　东中西部地区慢性病患病率与健康环境指数得分情况

地理区域	慢性病患病率	健康环境指数
东部地区	0.280±0.039	86.04±1.99
中部地区	0.287±0.071	85.48±2.15
西部地区	0.275±0.069	85.87±1.60

分别探索东中西部地区慢性病患病率与健康环境指数得分之间的关系（见图 5-24 至图 5-26），可以看出，在不同的区域，慢性病患病率均随着健康环境指数的升高而降低，其与全国水平二者之间的关系一致。

5.2.3　慢性病患病率的聚类分析

按照健康生活指数、健康服务与保障指数以及健康环境指数得分对 31 个省区进行 K-means 聚类，并通过欧氏距离衡量不同组之间的差异。聚类结果如表 5-5 所示。

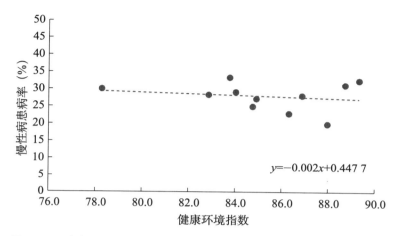

图 5 - 24　东部地区慢性病患病率与健康环境指数得分之间的关系散点图

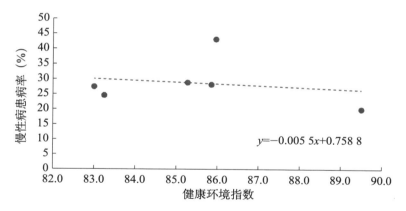

图 5 - 25　中部地区慢性病患病率与健康环境指数得分之间的关系散点图

　　3 组省区的健康生活指数、健康服务与保障指数以及健康环境指数的分布情况见图 5 - 27。从中可以发现，组 1 的健康生活指数得分最高，健康服务与保障稍差，健康环境最差，将其命名为高健康生活组；组 2 的健康环境和健康服务与保障指数得分均是最高的，但健康生活方面最差，将其命名为高健康环境以及高健康服务与保障组；组 3 的健康生

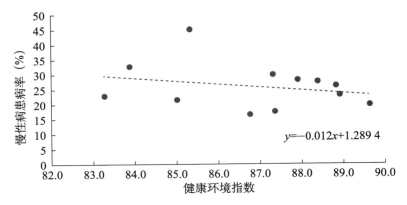

图 5 - 26 西部地区慢性病患病率与健康环境指数得分之间的关系散点图

表 5 - 5 聚类分析结果

组别	地区
高健康生活组	重庆、新疆、天津、上海、山东、辽宁、黑龙江
高健康环境以及高健康服务与保障组	浙江、西藏、四川、宁夏、江西、江苏、湖北、海南、贵州、广西、广东、福建、北京
均衡组	云南、陕西、山西、青海、内蒙古、吉林、湖南、河南、河北、甘肃、安徽

活、健康服务与保障以及健康环境得分都不是最高的，但相对比较均衡，将其命名为均衡组。

3 组省区的慢性病、高血压、高血脂、高血糖患病率平均值及标准差见表 5 - 6。从中可以发现，均衡组的慢性病患病率以及各分病种患病率均为最高，说明健康生活、健康服务与保障以及健康环境均对于慢性病的预防有积极促进作用。因此，对于高健康生活组，未来应该继续加强健康环境建设以及促进健康服务与保障，使得慢性病患病率进一步下降。对于高健康环境以及高健康服务与保障组的各省区，未来可以着重加强有关健康生活方面的宣传教育。而对于均衡组，健康生活、健康服务与保障以及健康环境均相对薄弱，慢性病以及各分

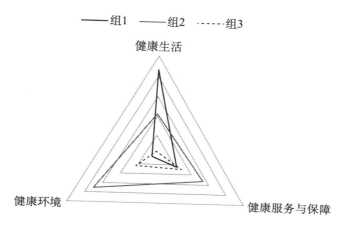

图 5-27　聚类分析健康生活指数、健康服务与保障指数以及健康环境指数得分分布图

病种患病率均处在较高水平，未来可以考虑从多方面投入，从而降低居民慢性病患病率。

表 5-6　3 组省区慢性病、高血压、高血脂和高血糖患病率平均值及标准差

分组	慢性病患病率	高血压患病率	高血脂患病率	高血糖患病率
高健康生活组	0.287±0.077	0.151±0.078	0.086±0.060	0.070±0.049
高健康环境以及高健康服务与保障组	0.284±0.046	0.144±0.289	0.070±0.027	0.065±0.017
均衡组	0.288±0.068	0.152±0.043	0.090±0.044	0.071±0.029

5.2.4　慢性病患病影响因素分析

本节主要基于 8 915 份调查数据，对慢性病相关的影响因素进行分析。

1. 单因素分析

以是否患有慢性病为因变量，对可能具有影响作用的社会人口学因

素、生活习惯等因素进行单因素分析，分析结果见表 5-7。从中可以发现，性别、年龄、婚姻状况、学历、个人年收入、家庭年收入、BMI、吸烟、饮酒、饮食习惯、情绪因素、睡眠时长与慢性病患病有显著关联。男性的患病率显著高于女性；随着年龄的增加，慢性病患病率逐渐增加；婚姻状况方面，未婚者的慢性病患病率最低，已婚、离婚和丧偶者的慢性病患病率较高；从学历来看，学历较低者的慢性病患病率较高；个人年收入在 5 万～10 万元的患病率最低，随着年收入的增高，人群患病率逐渐上升；同样地，家庭年收入越高者慢性病患病率也越高。

表 5-7 8 915 名居民慢性病患病影响因素分析

影响因素		总数	患病人数	患病率（%）	p 值
居住地	城市	7 554	2 109	27.9	0.121
	农村	1 361	409	30.1	
性别	男	4 209	1 325	31.5	<0.001
	女	4 706	1 193	25.4	
年龄	18～40 岁	4 941	863	17.5	<0.001
	41～60 岁	2 847	951	33.4	
	>60 岁	1 127	704	62.5	
婚姻状况	未婚	2 144	296	13.8	<0.001
	已婚	6 499	2 084	32.1	
	离婚	163	74	46.2	
	丧偶	109	64	58.7	
学历	小学及以下	474	281	59.3	<0.001
	初中	1 353	491	36.3	
	高中或中专或技校	1 350	438	32.4	
	大学专科	1 386	334	24.1	
	大学本科	3 507	771	22.0	
	研究生及以上	845	203	24.0	

续表

影响因素		总数	患病人数	患病率（%）	p 值
个人年收入	<5 万元	2 395	664	27.7	<0.001
	5 万~10 万元	3 527	939	26.6	
	10 万~20 万元	2 125	598	28.1	
	20 万~30 万元	617	236	38.2	
	>30 万元	251	81	32.3	
家庭年收入	<6 万元	770	212	27.5	<0.001
	6 万~15 万元	2 925	760	26.0	
	15 万~30 万元	3 549	946	26.7	
	30 万~50 万元	1 223	422	34.5	
	>50 万元	448	178	39.7	
BMI	体重过轻	799	180	22.5	<0.001
	体重正常	6 573	1 740	26.5	
	超重	326	130	39.9	
	肥胖	1 217	468	38.5	
吸烟	吸烟	1 386	457	33.0	<0.001
	不吸烟	7 529	2 061	27.4	
饮酒	1 次/天	177	82	46.3	<0.001
	1 次/周	1 333	525	39.4	
饮酒	1 次/月	1 729	489	28.3	
	<1 次/月	2 293	560	24.4	
	不喝酒	3 383	862	25.5	
饮食习惯	动植物性食物消费量不均衡	4 110	1 288	31.3	<0.001
	动植物性食物消费量比较均衡	4 805	1 230	25.6	
运动强度	剧烈运动	1 470	416	28.3	0.054
	中等运动	3 983	1 074	27.0	
	轻度运动	3 242	957	29.5	

续表

影响因素		总数	患病人数	患病率（%）	p 值
	不运动	220	71	32.3	
是否经常情绪低落、孤独、做事难以集中	从没有过	2021	512	25.3	<0.001
	偶尔	6 215	1 776	28.6	
	经常	679	230	33.9	
睡眠时长	时长不足	2 149	801	37.3	<0.001
	时长充足	6 766	1 717	25.4	

随着 BMI 的增加，慢性病患病率逐渐增加；吸烟居民的慢性病患病率高于非吸烟人群；饮酒者的慢性病患病率高于非饮酒者，且随着饮酒频率的上升，居民慢性病患病率逐渐上升；从饮食习惯来看，饮食习惯较为均衡的居民慢性病患病率较低；在运动方面，不运动者的慢性病患病率显著高于运动者，并且中等运动强度的居民慢性病患病率最低；在个人情绪方面，经常情绪低落、孤独、做事难以集中的人群，患有慢性病的风险最高；睡眠时长充足的居民慢性病患病率显著低于睡眠不充足的居民。

2. 多因素分析

对 8 915 名居民的慢性病患病情况进行多因素 Logistic 逐步回归，筛选对于是否患有慢性病具有显著意义的变量，各变量的回归系数、OR 值及显著性水平见表 5 - 8。在多因素 Logistic 回归模型中，对于慢性病患病具有显著影响的因素主要包括年龄组、性别、婚姻状况、BMI、个人以及家庭年收入、吸烟、饮酒、饮食习惯、情绪问题以及睡眠时长。此前研究中也有相类似的发现。王峻霞等（2023）基于 CHARLS 数据库，研究中国老年人慢性病患病现状及相关影响因素，发现女性、高龄、睡眠时间少是老年人慢性病患病的高发诱因。南琳等

（2023）采用分层随机抽样的方法，针对西藏阿里地区居民慢性病患病现状进行研究，发现教育程度、家庭生活水平等因素会影响人群慢性病患病率。唐亚丽等（2023）通过对社区中老年人群慢性病患者进行调查研究发现，肥胖、饮食不均衡以及吸烟喝酒等因素，也会在一定程度上增加居民患有慢性病的风险。因此，为降低人群慢性病患病率，应当"多管齐下"，从多方面多维度出发，加大宣传力度，提高人群认知，控制相关危险因素，全面提升国民健康水平。

表 5 - 8　8 915 名居民慢性病患病多因素 Logistic 回归分析

影响因素	回归系数	OR 值	p 值
年龄组（以 18～40 岁组为对照）			
41～60 岁	0.86	2.36	<0.001
60 岁及以上	2.11	8.28	<0.001
性别（以男性为对照）			
女	0.17	1.18	<0.001
婚姻状况（以未婚为对照）			
已婚	0.42	1.51	<0.001
离婚	0.47	1.60	0.001
BMI（以正常为对照）			
超重	0.28	1.32	<0.001
肥胖	0.65	1.92	0.002
个人年收入（以<5 万元为对照）			
10 万～20 万元	0.21	1.23	0.001
20 万～30 万元	0.39	1.48	<0.001
家庭年收入（以<6 万元为对照）			
家庭年收入 30 万～50 万元	0.22	1.24	<0.001
家庭年收入高于 50 万元	0.38	1.46	<0.001
是否吸烟（以不吸烟为对照）			
吸烟	0.45	1.58	<0.001

续表

影响因素	回归系数	OR 值	p 值
是否饮酒（以不喝酒为对照）			
喝酒，每月少于一次	0.24	1.28	<0.001
喝酒，每月超过一次，但少于每周一次	0.24	1.28	0.004
喝酒，每周超过一次，但少于每天一次	0.72	2.05	<0.01
喝酒，每天至少一次	0.39	1.48	0.020
饮食习惯（以动植物饮食不均衡为对照）			
动植物饮食均衡	−0.29	0.75	<0.001
是否情绪低落（以无为对照）			
经常	0.77	2.18	<0.001
偶尔	0.48	1.62	<0.001
睡眠时长（以不充足为对照）			
充足	−0.40	0.67	<0.001

5.3 本章小结

2011—2021 年间，我国的甲乙类法定传染病的发病率总体呈下降趋势，并且持续维持在相对较低的水平。这与国家的一系列工作有着密不可分的关系，如建成全球最大的疾病和健康危险因素监测网络，相继制定一系列传染病防控政策，国家免疫规划疫苗接种率持续保持在 90％以上。但由于各省区的传染病发病率仍然存在着不平衡，因此未来需加大对发病率高的省区的医疗卫生投入，关注当地的高危人群以及相关危险因素，以降低这些省区的传染病发病率。

本研究调查发现，我国慢性病患病率主要病种为高血压、高血脂、关节炎或风湿病、胃部疾病以及高血糖，31 个省区以及东中西部地区慢性病患病率呈现出不平衡的现状，未来应该加强对重点区域、重点人群的干预，加大医疗资源投入，以进一步加强人民群众身体健康，降低慢性病患病率。

另外，慢性病患病率与健康生活、健康服务与保障、健康环境均存在负向相关关系，聚类分析也发现健康生活、健康服务与保障以及健康环境均对慢性病的预防有积极促进作用。因此，积极推行健康的生活方式，提高人民群众健康素养，建设更高质量、更全面的医疗保障体系，改善健康环境，是降低慢性病患病率的重要手段。

通过对居民慢性病患病情况的单因素以及多因素 Logistic 回归分析，我们发现对于慢性病患病具有显著影响的因素主要包括年龄组、性别、婚姻状况、BMI、个人以及家庭年收入、吸烟、饮酒、饮食习惯、情绪问题及睡眠时长。未来还需加大宣传力度，提高人群认知，控制相关危险因素，全面提升国民健康水平。

第 6 章

健康生活与国民健康

2022 年国务院发布《"十四五"国民健康规划》[①]，提出要进一步加强健康教育，推行健康的生活方式。虽然不同学科对健康生活的定义不尽相同，但健康生活通常涵盖健康的生活习惯、适当的社交互动、良好的心理状态等方面，强调合理膳食、科学运动、戒烟限酒、心理平衡，以提高生活质量、延长健康寿命。

健康的生活方式及行为被认为是与健康关联最密切的社会因素，而健康行为的养成与健康意识密不可分，健康意识对健康行为控制有正面影响（Wang et al.，2023），两者在疾病预防和健康促进中发挥着重要作用（Chimezie，2023）。基于此，本章第 1 节探讨健康意识的内涵与我国居民的健康意识现状；第 2 节基于调查数据，分析我国居民健康行为的表现；第 3 节定量描述健康意识、健康行为以及两者综合的健康生活指数对国民健康状况的影响。

6.1　健康意识

6.1.1　健康意识的内涵

对于健康意识的内涵，学界有着不同的解释。张雪等（2005）认为

---

① 　国务院办公厅. 国务院办公厅关于印发"十四五"国民健康规划的通知.（2022 - 05 - 20）[2024 - 02 - 21］. http：//www. gov. cn/zhengce/content/2022 - 05/20/content _ 5691424. htm.

现代社会所提倡的健康意识研究的是健康与疾病、心理及社会的关系，其内涵指的是对于健康，应从生理、心理、社会、环境等多方面进行综合评价，降低和消灭影响健康的不利因素，以达到身心平衡和与环境的协调统一。王玉、赵伟（2017）认为健康意识是个人获取和理解健康信息，并运用这些信息维护和促进自身健康的能力，是促进个人健康发展的前提。而在一项健康意识与食品消费行为的研究中，Zhen et al.（2022）则将健康意识界定为促使消费者采取健康行动的心理倾向。在健康中国背景下，基于 2015 年国家卫生健康委员会修订的《中国公民健康素养——基本知识与技能（2015 年版）》中明确指出的关于健康素养的内涵，汪斌（2022）进一步提出健康意识是健康素养的重要内容和表现，并将国民健康意识界定为国民对健康的感知和关注，并表现在健康的基本知识和理念、健康生活方式与行为、健康基本技能之中。

综上并结合本研究的实际情况，我们将健康意识的内涵界定为国民对健康的感知，国民对健康的关注，国民在健康行为和基本技能、健康习惯和生活方式等实践层面的具体倾向表现这三个方面。其中，国民对健康的感知，表现为个体对健康问题的知识和认知，知道正确的健康是什么。具备对健康的良好感知可以帮助个体做出更明智的健康决策和采取积极的健康行为。国民对健康的关注，表现为个体对健康问题的态度和理念。这包括个体对健康的重视程度、对保持健康的态度和意愿、对健康风险的关注等。对健康有一定关注的个体，会认同健康是重要的，并有重视健康的意愿。而国民在健康行为和基本技能、健康习惯和生活方式等实践层面的具体倾向表现，则可理解为在对健康的感知和关注的心理倾向引导下，个体为了保持现有或追求更高健康状态而采取的具体措施。这一点在包含健康行为和基本技能、健康习惯和生活方式等的实践层面上有所体现。

6.1.2　健康意识的测度

在本研究的调研设计中，我们根据前文概念界定的健康感知、健康态度和健康倾向表现这三个维度，对健康意识用量表的形式进行定量测度。具体问题如表 6-1 所示。

表 6-1　健康意识的测度

所属维度	问题内容	测度方法
健康感知	请问您认为下列哪些属于慢性病？ 1. 高血压 2. 糖尿病 3. 冠心病 4. 中风 5. 肿瘤或癌症 6. 破伤风 7. 新型冠状病毒肺炎 下列关于慢性病的观点，您是否同意？ 1. 慢性病是老年病 2. 慢性病会传染 3. 慢性病的发病和个人生活方式有很大关系 4. 慢性病的治疗只能做到缓解症状，但是无法彻底治愈 5. 慢性病患者要学习自我健康管理，控制相关危险因素，如膳食不合理、身体活动不足、吸烟、危险饮酒等	正确答案赋 1.5 分，错误答案赋 0.5 分，"不清楚"或"不知道"赋 1 分
健康感知	每个人都可能出现抑郁和焦虑情绪 保健食品可用于预防和治疗疾病 医疗技术具有局限性	从错误答案到正确答案按照量表等级赋 1～5 分
健康态度	我会主动学习健康知识 我应该注意自己的膳食结构，多吃蔬菜、水果和薯类，注意荤素、粗粮细粮搭配 我应每日进行适量的身体活动 我很尊重医学和医务人员	按照量表等级赋 1～5 分
健康倾向表现	我已掌握基本的情绪管理、压力管理等自我心理调适方法 如果出现心理问题，且自我调适不能缓解时，我会寻求心理咨询与心理治疗等专业帮助	

续表

所属维度	问题内容	测度方法
健康倾向表现	我已掌握基本的急救知识和技能	按照量表等级赋1~5分
	遇到健康问题时，我会及时到医疗机构就诊，早诊断、早治疗	
	如果患病我会遵照医嘱治疗，不轻信偏方	

健康意识的问题设计既有从"非常不同意"到"非常同意"依次递增的5级量表，也有针对客观题的测试，例如询问所列出的疾病是否属于慢性病，受访者回答的选项包括"属于""不属于""不清楚"；列出一些关于慢性病的观点，受访者回答的选项分为"同意""不同意""不知道"。

为了便于解释，将每个维度涉及的具体题目进行了如下赋值处理。对于"健康感知"中关于慢性病认知的问题，正确答案赋1.5分，错误答案赋0.5分，"不清楚"或"不知道"的选项赋1分；该维度下的其余问题，从错误答案到正确答案按照量表等级赋1~5分。对于"健康态度"和"健康倾向表现"，这两个维度下的题目均为积极表述的主观选择，故直接按照量表等级赋1~5分。

受访者对于三个维度题目的作答按照上述规则赋分值后再分别累加，并按照如下公式进行归一化处理，将处理后的分数乘以100得到三个维度分别在［0，100］之内的健康意识得分，分数越高表示健康意识越强。

$$x_{new} = \frac{x - x_{min}}{x_{max} - x_{min}}$$

6.1.3 健康意识描述分析

根据本次调查结果，全国健康意识三个维度得分的平均值、中位数和分布情况如表 6 - 2 和图 6 - 1 所示。从表中可以看出，在三个维度中，健康态度的得分最高，健康倾向表现次之，健康感知的得分最低。这说明应该重视和加强对居民的健康知识科普和宣传教育。

表 6 - 2　全国居民健康意识得分总体情况

	健康感知	健康态度	健康倾向表现
平均值	60.68	84.02	75.15
中位数	61.76	87.50	80.00

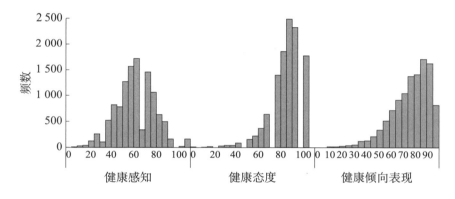

图 6 - 1　全国居民健康意识得分分布直方图

从直方图中可以看出，健康感知维度的得分基本呈对称分布，健康态度和健康倾向表现维度则呈现出明显的左偏分布情况。这表明我国多数居民对健康重视程度较高，并且有着很强的保持健康的意愿，在实践中也有良好的健康习惯和行为。但也有一些居民不重视自己的健康，有不利于健康的习惯和行为。有针对性地引导居民重视健康、改正不良的健康方式，能有效提升国民健康意识。

从全国来看，各省区的健康意识三个维度得分的平均值及地域分布情况如图 6 - 2 所示。在健康感知维度，广西壮族自治区、上海市和

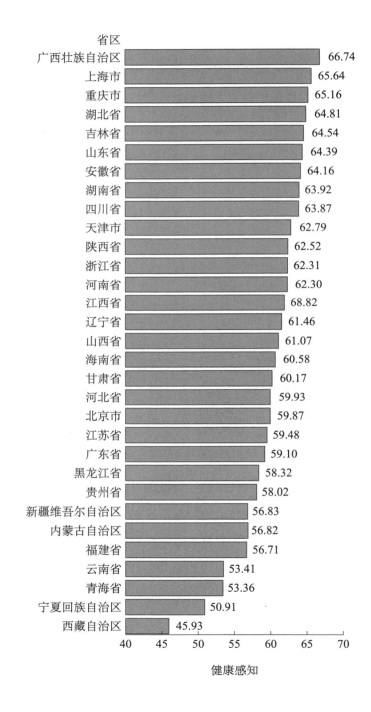

省区

省区	健康感知
广西壮族自治区	66.74
上海市	65.64
重庆市	65.16
湖北省	64.81
吉林省	64.54
山东省	64.39
安徽省	64.16
湖南省	63.92
四川省	63.87
天津市	62.79
陕西省	62.52
浙江省	62.31
河南省	62.30
江西省	68.82
辽宁省	61.46
山西省	61.07
海南省	60.58
甘肃省	60.17
河北省	59.93
北京市	59.87
江苏省	59.48
广东省	59.10
黑龙江省	58.32
贵州省	58.02
新疆维吾尔自治区	56.83
内蒙古自治区	56.82
福建省	56.71
云南省	53.41
青海省	53.36
宁夏回族自治区	50.91
西藏自治区	45.93

健康感知

省区

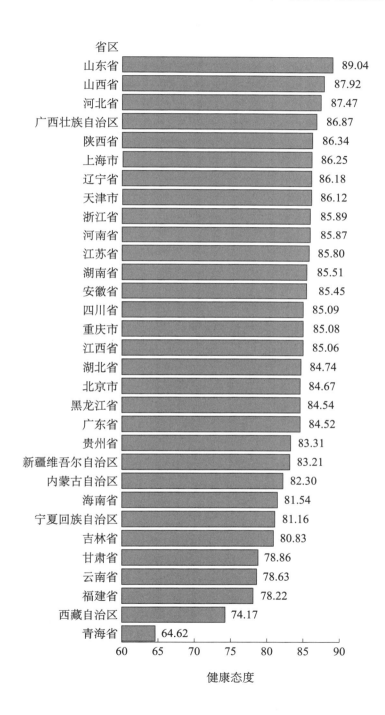

健康态度

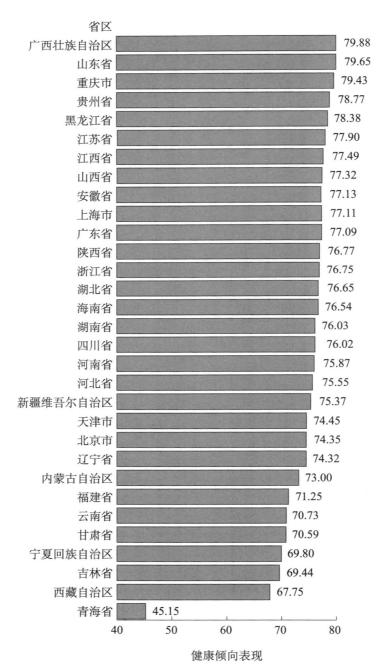

图 6-2　各省区居民健康意识得分情况

重庆市的得分位居前列，四川省、湖北省、安徽省等中南部省区的得分也比较高，而青海省、宁夏回族自治区和西藏自治区等西部省区得分最低。在健康态度维度，各省区的平均得分基本都在 80 分以上，华北地区、华东地区和川渝地区在此维度的平均得分超过了 85 分，而青海省、西藏自治区的得分分别为 64.62 分和 74.17 分，排在最后两位。在健康倾向表现维度，广西壮族自治区和山东省分别以 79.88 分和 79.65 分的得分占据第一、二位，而青海省、西藏自治区、宁夏回族自治区等西部地区在此维度的得分表现仍然不佳，均未达到 70 分。从三个维度综合来看，全国大部分省区在得分上表现出的维度差异与总体情况一致，青海省、西藏自治区等西部地区在三个维度的得分相对较低，因此还需格外引导这些地区的居民提高健康意识。

6.1.4　健康意识的人群差异

　　分居住地来看，城市和农村居民三个维度得分的平均值和分布情况分别如表 6-3 和图 6-3 所示。城市居民在健康意识三个维度的平均得分都高于农村居民，这表明农村居民的健康意识与城市居民相比仍有一定差距，农村居民的健康意识工作仍是健康中国目标的重要一环。从分布情况来看，城市居民在健康感知和健康倾向表现两个维度的得分相较农村居民更为集中，在健康态度维度方面居住地离散度差异不大。

表 6-3　分居住地居民健康意识平均得分情况

	健康感知	健康态度	健康倾向表现
城市	61.32	84.42	75.80
农村	57.30	81.86	71.68

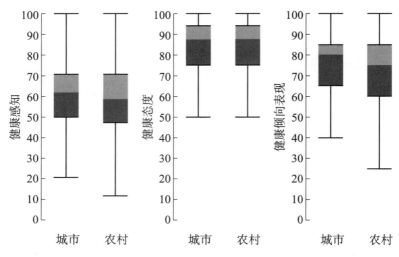

图 6 - 3 分居住地居民健康意识得分分布情况

分性别来看，男性和女性居民在三个维度得分的平均值和分布情况如表 6 - 4 和图 6 - 4 所示。在健康感知和健康态度维度，女性的平均得分都高于男性；但在健康倾向表现维度，女性的得分则略低于男性。整体来看，女性的健康意识比男性更强一些。从分布情况来看，女性居民三个维度的得分都相对更加集中。

表 6 - 4 分性别居民健康意识平均得分情况

	健康感知	健康态度	健康倾向表现
男性	59.76	83.45	75.35
女性	61.55	84.56	74.95

分年龄来看，不同年龄段居民在健康意识三个维度得分平均值的折线图如图 6 - 5 所示。从图中可以看出，在健康态度和健康倾向表现两个维度，35～54 岁年龄段的居民平均得分最高，略高于 18～34 岁年龄段。而在健康感知维度，平均得分则呈现出随年龄增加而递减的趋势。55 岁以上年龄段的居民在三个维度的平均得分均为最低，这与汪斌（2022）

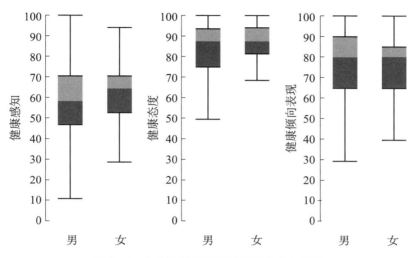

图 6 - 4　分性别居民健康意识得分分布情况

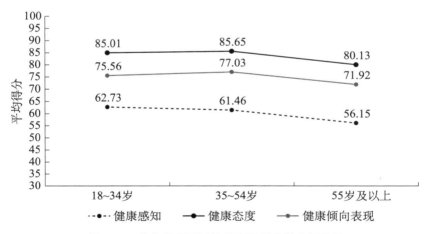

图 6 - 5　分年龄段居民健康意识平均得分折线图

的研究结果一致，表明老年群体的健康意识有待提高。

　　分受教育程度来看，不同受教育程度居民在健康意识三个维度得分的平均值如图 6 - 6 所示。从图中可知，三个维度的平均得分基本都呈现出随受教育程度的提高而增加的趋势，而受教育程度为研究生及以上的居民群体在健康态度和健康倾向表现两个维度的平均得分略低于受教育程度为大学本科的群体。当受教育程度达到高中或中专或技校以上时，健康意识平均得分与学历为初中及以下的居民相差较大，且随着受教育程度的提升，得分增加也变得较为缓慢，这在一定程度上说明了义务教育以上的教育阶段对健康意识的增强有较大的作用。汪斌（2022）的研究中也指出了初中以上的学历对健康意识有着显著的积极影响。

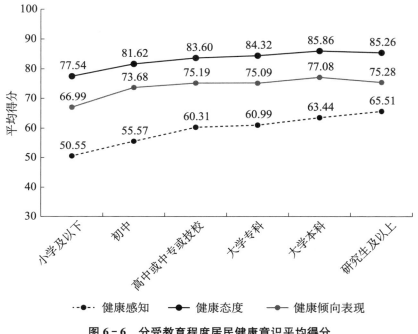

图 6-6　分受教育程度居民健康意识平均得分

　　进一步分析年龄段和受教育程度对健康意识平均得分的交叉影响。如表 6-5 所示，在健康感知和健康态度维度，高分区集中在大学专科学历以上、年龄 54 岁以下人群；在健康倾向表现维度，大学本科学历的居民得分较高。这在一定程度上表明，学历高且更为年轻的群体有着较强的健康意识，而对 55 岁及以上的中老年居民群体，受教育程度对健康意识的影响并不明显。

表 6-5 分年龄段和受教育程度居民健康意识平均得分情况

维度	年龄	小学及以下	初中	高中或中专或技校	大学专科	大学本科	研究生及以上
健康感知	18～34 岁	48.82	56.72	56.77	60.78	63.86	66.22
	35～54 岁	50.53	56.95	61.66	63.59	63.22	64.76
	55 岁及以上	50.60	53.94	60.64	55.14	61.17	59.06
健康态度	18～34 岁	84.17	82.88	83.22	84.68	85.51	85.12
	35～54 岁	78.01	84.01	84.96	86.60	87.23	86.36
	55 岁及以上	77.27	79.00	82.25	77.89	84.60	79.05
健康倾向表现	18～34 岁	73.67	76.87	74.05	74.99	76.09	74.38
	35～54 岁	66.83	75.82	76.29	77.55	78.97	77.42
	55 岁及以上	66.84	70.72	74.54	69.32	78.73	74.05

6.2 健康行为

近年来，随着国家战略层面对疾病的关注点从治疗和干预转向疾病的预防，以及全球性和区域性健康促进战略的全面制定和实施，健康行为越来越受到国家和公民的重视。健康行为指个体为了预防疾病、保持自身健康所采取的行为，包括改变健康危险行为、采取积极健康行为（Phillip L. Rice，2000）。

在我国，吸烟、饮酒等健康危险行为危害国民身体健康的问题日益突出，居民积极锻炼、合理膳食、按时体检等积极健康行为的意识仍有待提高。为此，我们在本次居民健康意识调查问卷中融入了健康行为模块，下面就我国居民的不同行为展开分析。

6.2.1 吸烟

根据 2019 年世界卫生组织（WHO）的报告，全球 15 岁及以上人群中，现有烟草使用者约 13.37 亿人。该报告显示，烟草每年使 800 多万人失去生命，其中约 700 万人死于吸烟导致的疾病，约 120 万人死于二手烟暴露导致的疾病。同时大量研究表明，吸烟对慢性阻塞性肺疾病（慢阻肺）、支气管哮喘、肺结核、间质性肺疾病、静脉血栓栓塞症（肺栓塞）、睡眠呼吸暂停、尘肺、小气道功能异常、呼吸系统感染等多种疾病的发病率都有影响。可喜的是，WHO 的全球烟草流行监测报告显示，2007—2017 年，全球 15 岁及以上人群吸烟率从 22.5% 降至 19.2%。

从世界范围来看，各个国家的吸烟率并不一致且差距较大。根据 OECD 发布的《健康一览 2021》（Health at a Glance 2021）报告，2019 年 15 岁以上人群每日吸烟率[1]从土耳其的 28% 以上到哥斯达黎加的 4.8% 不等。中国的这一数据则为 21.5%，超出了世界平均水平 16.5%。除每日吸烟率外，人群现有吸烟率[2]也是吸烟问题研究中一个重要的指标。根据中国疾控中心发布的数据，我国人群现有吸烟率在 2010 年为 28.1%，2015 年下降为 27.7%，2018 年进一步降至 26.6%。

本次健康意识调查针对 18 岁以上的人群进行，并且对吸烟做了两种情景的区分，一种是"现在还在吸烟"，一种是"已经戒烟了"。为了和既往数据做对比，我们定义总吸烟率为"现在还在吸烟"和"已

---

① 每日吸烟率定义为 15 岁以上人群每日吸烟人数占总人数的比例。

② 现有吸烟率指 15 岁及以上人群中过去 30 天内有吸烟行为者在总人群中的比例。

经戒烟了"两类人群占总人群的比例。现有吸烟率为"现在还在吸烟"的人群占比。调查结果显示，2022 年，我国 18 岁以上人群现有吸烟率为 17.0%，戒烟人群比例为 15.4%。综合来看，我国的总吸烟率（包含戒烟人群）整体仍然很高，达 32.4%。较高的戒烟人群比例为我们实现健康中国远景目标提供了很强的信心。《"健康中国 2030"规划纲要》指出，要在 2030 年实现将 15 岁以上人群吸烟率控制在 20% 以内的目标。从本次调查数据来看，现有吸烟人群比例已经下降到我们预期的目标。但是本次调查同样报告了 15.4% 的戒烟比例，这部分人群还有复吸的可能。因此，对戒烟人群的控烟措施仍然尤为重要。

如图 6-7 所示，从分性别数据来看，男性现有吸烟率（30.5%）远远高于女性（2.8%），女性的戒烟率高于女性现有吸烟率，而男性的戒烟率低于男性现有吸烟率。这说明，男性不仅现有吸烟率比女性高，而且吸烟人群戒烟的相对比例也大大低于女性。从现有吸烟人群每日吸烟数量来看，人群总体现有吸烟人群每日平均吸烟量（机制卷烟）为 10.71 支，其中男性 11 支，女性 7.37 支。而 2010 年中国疾病预防控制中心报告的数据为吸烟者日平均吸烟量为 14.2 支，男性为 14.3 支，女性为 10.6 支。这一数据说明我国长期以来的控烟运动取得了显著成效，不仅吸烟率整体有所下降，而且吸烟者日平均吸烟量也有所下降。

如图 6-8 所示，从分年龄数据来看，年轻人和老年人的现有吸烟率最低，中年人的现有吸烟率最高。在 30~59 岁这个区间内，人群现有吸烟率都在 20% 以上，而年轻人和老年人的现有吸烟率都在 13% 及以下。从戒烟率来看，老年人的戒烟率最高，达 25.6%。但是 40~49 岁人群戒烟率相对邻近年龄段较低，应该加强对这一群体的戒烟宣传工

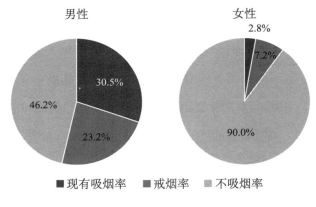

图 6-7 分性别吸烟情况分布图

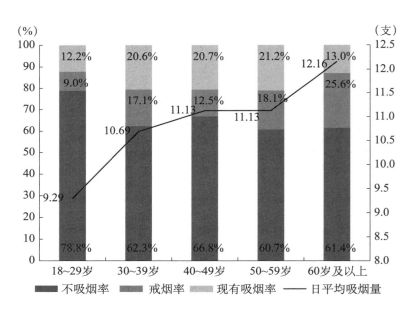

图 6-8 吸烟情况及日平均吸烟量随年龄段分布图

作。研究发现，吸烟人群日均吸烟量有随年龄段上升而上升的趋势。尤其是 60 岁及以上的人群，虽然现有吸烟率有很大程度的降低，但是吸烟人群的日均吸烟量在所有年龄段中是最高的。

6.2.2　饮酒

中国制酒历史源远流长，品种繁多，酒在中国人生活中一直占有重要的位置。伴随着对饮酒与健康关系认识的逐渐深入，饮酒行为已被列为世界范围内的主要公共卫生问题之一（WHO，1985）。WHO 在 2014 年发布的报告显示，2012 年全世界因有害使用酒精造成 330 万人死亡，同时酒精摄入会增加罹患 200 多种疾病的危险，包括酒精依赖、酒精性肝损伤、心血管异常、癫痫、焦虑症等非传染性疾病和精神疾病，以及可能引发暴力伤害、交通事故等安全损伤事件，严重威胁人类身体健康和生命质量，其致死致残率是吸烟和高血压危害的总和。

本次调查所采用的饮酒行为的统计口径如下。

成人饮酒率：过去 12 个月内有饮酒行为人群占总人群的比例。

危险饮酒率：男性平均每日纯酒精的摄入量≥41 克且＜61 克的饮酒行为；女性平均每日纯酒精的摄入量≥21 克且＜41 克的饮酒行为。

有害饮酒率：男性平均每日纯酒精的摄入量≥61 克，女性平均每日纯酒精的摄入量≥41 克的饮酒行为。

酒精摄入量的计算公式为：摄入的酒精量(克)＝饮酒量(毫升)×含酒精浓度(％)×0.8(酒精密度)。

我国酒精消费问题一直受到社会各界关注。根据中国疾病预防控制中心营养与健康所（朴玮，赵丽云，房红芸等，2021）发布的报告，2015—2017 年中国 18 岁及以上成人饮酒率为 43.7％；危险饮酒率为 9.4％；有害饮酒率为 13.7％。饮酒者的平均酒精摄入量为 28.2 克/天（见表 6-6）。相较于《中国居民营养与慢性病状况报告（2015 年）》报告的有害饮酒率数据（见表 6-7），我国民众的有害饮酒率在各个群体中都有不同程度的上升。

表 6-6 2015—2017 年中国居民营养与健康状况监测数据

	成人饮酒率 (%)	危险饮酒率 (%)	有害饮酒率 (%)	饮酒者平均酒精摄入量（克/天）
总体	43.7	9.4	13.7	28.2
城市	46.5	8.4	11.3	24.7
农村	40.8	10.4	16.3	31.9
男性	64.5	9.7	14.5	30.0
女性	23.1	7.1	6.7	12.6

表 6-7 《中国居民营养与慢性病状况报告（2015 年）》有害饮酒率数据

	总体	城市	农村	男性	女性
有害饮酒率（%）	9.30	7.50	10.20	11.10	2.00

在本次调查中，我们收集了受访者过去一年的饮酒频率和过去一年单次最大饮酒量的数据。[1] 经过整理，我们得到如下关于饮酒频率的数据，具体见图 6-9。可见，以年为时间跨度，过去一年没有喝过酒的人群比例只有 37.9%。换句话说，过去一年饮酒人群比例达到了 62.1%。这一数据较 2015—2017 年中国居民营养与健康状况监测数据报告的成人饮酒率 43.7% 显著升高。其中，女性饮酒率从 23.1% 上升到了 50.0%，男性从 64.5% 上升到了 73.6%。从饮酒频率来看，虽然人群整体饮酒率很高，但是高频率饮酒人群比例相对较低。另外，每月都饮酒的人群比例只有 36.1%，每天都饮酒的人群比例只有 2.3%，大大低于每天吸烟人群的比例。分性别来看，我们发现男性的饮酒率显著高于女性。男性过去一年未饮酒的比例只有 26.4%，女

① 我们定义的饮酒包括啤酒、白酒、葡萄酒等酒精制品。其中高度白酒、低度白酒和葡萄酒按 1 000 毫升截尾，啤酒按 5 000 毫升截尾。关于酒精度数，本研究对高度白酒、低度白酒、葡萄酒及黄酒、啤酒分别取 52 度、38 度、14 度和 4 度。

性这一比例达到了 50.0%。男性不仅饮酒率高于女性，而且饮酒频率也高于女性。

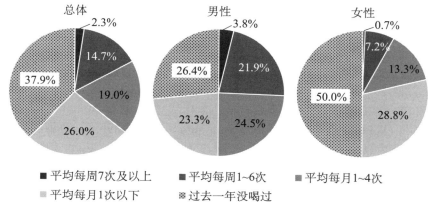

图 6 - 9　饮酒频率总体及分性别分布图

　　分年龄段来看，如图 6 - 10 所示，可以发现随着年龄的上升，过去一年没喝过酒的人群比例逐渐升高。同时，在每周超过一次、每月超过一次、每月少于一次的折线图上，可以看到随着年龄增加饮酒频率下降的趋势。但是，在每天至少一次的折线图上，数据显示了截然不同的趋势。我们发现，虽然随着年龄增加，人群整体的饮酒频率有下降趋势，但是每日饮酒频率有所上升。

　　不同于吸烟行为，少量的饮酒行为往往不被视为危害健康。因此，我们将饮酒行为进一步区分为没有饮酒、适量饮酒、危险饮酒和有害饮酒。通过本次调查，我们收集了受访者过去一年的单次最大饮酒量。通过对过去一年饮酒量数据的分析，我们可以得出过去一年受访者是否出现过有害饮酒行为。如图 6 - 11 所示，从结果来看，过去一年中出现过有害饮酒行为的人群占比达 28.2%，远高于以往报告的数据。这是因为本研究采取的口径是是否出现有害饮酒行为，而不是平均每天饮酒量是否构成有害饮酒行为。分性别来看，男性和女性在是否出现有害饮酒行

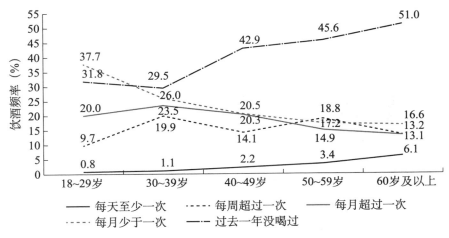

图 6-10 不同年龄段饮酒频率分布图

为的比例上差异显著。男性有害饮酒行为的比例远远高于女性，达到了 40.8%，而女性为 15.1%。

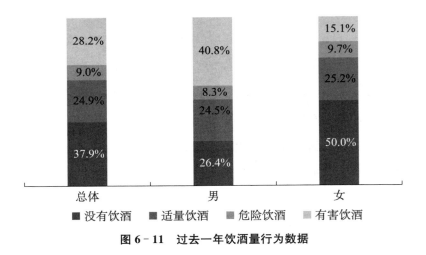

图 6-11 过去一年饮酒量行为数据

本调查还发现吸烟行为和饮酒行为往往同时发生，二者之间具有一定的相关性（列联相关系数为 0.255，p 值<0.001）。以下吸烟人群指现在还在吸烟的人群，不包括已经戒烟的人群。从数据来看，不吸烟人

群没有饮酒的比例为 43.0%，远高于吸烟人群中没有饮酒的比例 17.6%（如图 6-12 所示）。同样，在有害饮酒行为上，吸烟人群占比 53.3%，不吸烟人群占比只有 23.1%。

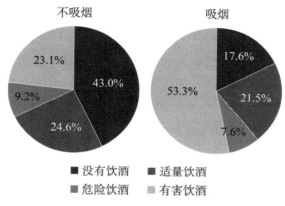

图 6-12　吸烟与单次饮酒交叉分析

6.2.3　体育锻炼

随着社会经济的发展和城市化进程的推进，我国居民的饮食习惯发生了较大转变，这引起了居民生理健康状况的改变，特别是超重与肥胖问题的流行。《中国居民营养与慢性病状况报告（2020 年）》显示，我国 18 岁及以上成年人超重、肥胖率[①]分别为 34.3% 和 16.4%，合计 50.7%，已超过半数。相关研究指出，在过去 40 年，中国人群中超重与肥胖比例呈现飞速攀升的趋势。在成年人中，肥胖人数已经增加至 4 倍以上，超重人数已经增加至 2 倍以上。控制我国成年人超重和肥胖比例、推动全民锻炼刻不容缓。

令人担忧的是，目前我国成人体育锻炼的参与率距离健康中国行

---

① BMI 值处于 24.0～27.9 kg/m^2 为超重，BMI 值大于 28.0 kg/m^2 为肥胖。

动 2030 年目标仍有较大差距。根据《中国居民营养与慢性病状况报告（2015 年）》的数据，我国成人经常锻炼率仅为 18.7%。2020 年的数据也指出，随着居民职业劳动强度的普遍降低、出行的日益方便、家务的明显减少、电子产品的普及等，居民身体活动不足问题仍然普遍存在。居民主动锻炼比例在过去几年没有得到显著提高，每周至少进行一次体育锻炼的成人比例不足 1/4。这一比例距离健康中国行动 2030 年实现经常参加体育锻炼人群比例达到 40% 有着很大差距。

不同于以往的调查，我们在问卷中设置了 3 种程度的体育锻炼运动，分别是激烈活动（使得呼吸急促的活动，如有氧运动、搬运重物）、中度活动（使得呼吸加快的活动，如骑自行车，打太极拳）、轻度活动（如散步等）。通过这种设计，我们可以得到更为全面的关于我国居民体育锻炼的数据。

如图 6-13 所示，我国居民中，每周进行 3 次以上激烈活动的人群占比 44.5%，每周进行 3 次以上中等活动的人群占比 55.4%，每周进行 3 次以上轻度活动的人群占比 76.9%。但是，大多数人的锻炼强度较低，锻炼频率也较低。尤其在中等活动和激烈活动中，每天锻炼的人群比例也远远低于轻度活动中每天锻炼的人群比例。事实上，有效的锻炼要求让心跳达到一定的强度，散步等轻度活动并不能起到积极体育锻炼的效果。

另外，本调查还发现我国居民存在体育锻炼时长不足的问题。将运动频率取组间中位数后，在不区分运动强度时，我们可以得到如下的每日运动时长分布数据。从图 6-14 中可以看到，仅有 3.9% 的人群报告没有运动，说明我国民众体育锻炼参与率很高。但是数据也显示近半数的人群每日运动时长不足半小时。这一数据还包含了轻度活动。而"每

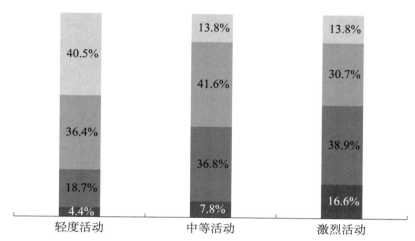

图 6 - 13　体育活动不同锻炼频率情况

天锻炼半小时"的半小时不包括我们的手臂活动和身体活动等准备运动的时间，在这半小时中，我们的心跳要达到一定的强度才是有效的锻炼。

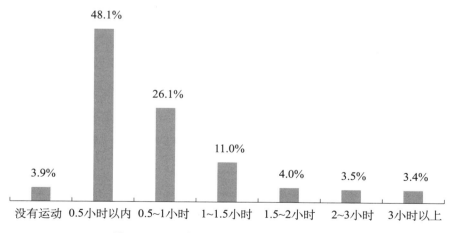

图 6 - 14　运动时长分布图（包含轻度活动）

　　只考虑中等强度及以上的有效锻炼，我们可以得到图 6 - 15 每日中高强度运动时长的分布图。数据表明，每天进行具有一定强度的体育锻炼的人群比例非常低，39.4％的人群没有进行中高强度的体育锻炼，43.7％的人群平均每日锻炼时长不足半小时，仅有 16.8％的人群平均每天有半小时以上的中高强度的体育锻炼。

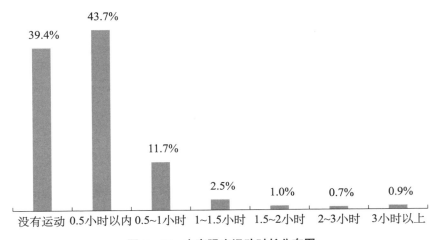

图 6 - 15　中高强度运动时长分布图

　　根据《中国居民膳食指南（2022）》[①] 的建议，各年龄段人群都应每天进行身体活动，保持健康体重；坚持日常身体活动，每周至少进行 5天中等强度身体活动，累计 150 分钟以上。如图 6 - 16 所示，按照这一要求，本次调查数据显示，仅有 25.7％的人群每日运动充足，其中男性符合这一标准的人群占比 30.9％，女性符合这一标准的人群占比20.3％。在各个年龄组间并没有发现显著差异，同时在每个年龄组中男性的体育锻炼充足比例均高于女性。

---

　　① 《中国人群身体活动指南（2021）》也建议，成年人每周累计进行 2.5～5 小时中等强度有氧活动，或 75～150 分钟高强度有氧活动，或等量的中等强度和高强度有氧活动组合。

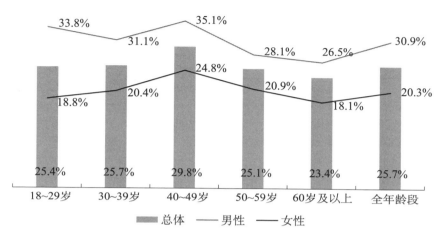

图 6-16 体育锻炼是否充足分性别、分年龄段数据

　　图 6-16 的数据展示了目前我国居民体育锻炼的客观情况，而我国居民对自身体育锻炼时长的认知如何？如图 6-17 所示，本次调查发现，大多数居民主观上认为自己的体育锻炼时间充足，这与客观数据相矛盾。尤其是随着年龄段的上升，居民主观认为自己体育锻炼时间充分的比例也在上升。男性和女性对体育锻炼时间是否充足都有着乐观的主观评价。原因可能是居民对体育锻炼的认知不足，尤其是将散步等休闲运动视为体育锻炼。因此，推动体育强国建设，普及体育知识，提高居民锻炼强度尤为必要。

6.2.4　健康饮食

　　民以食为天，饮食作为居民最基本的需求，一直以来都受到党和国家的关注。数据显示，2022 年，全国居民恩格尔系数为 30.5%，同 1978 年的 63.9% 相比下降了 33.4 个百分点。伴随恩格尔系数的下降，居民在饮食方面有了更多的选择权。改革开放初期，我国城乡居民膳食结构单一，以主食消费为主。随着居民收入水平的提高、食品种类的丰

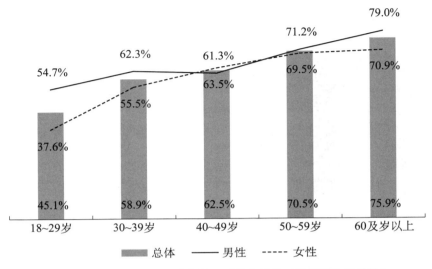

图 6-17 分性别、分年龄段居民对体育锻炼时间是否充足的认知

富，城乡居民饮食更加注重营养，主食消费明显减少，膳食结构更趋合理，食品消费品质不断提高。

图 6-18 显示了 2013—2021 年我国居民人均主要食物消费量。可见，2013—2021 年，我国居民人均蔬菜消费量和人均鲜瓜果消费量总体呈现上升趋势，这说明居民的健康意识越来越强，越来越注意膳食的平衡和健康饮食的重要性。《健康中国行动（2019—2030）》指出，2030 年要实现居民蔬菜和水果每日摄入量 500 克以上的目标。从 2021 年的数据来看，目前我国人均每日蔬菜水果摄入量为 443 克，距离目标还有一定差距。

本调查数据显示，在评价自身蔬菜水果摄入量是否充足的问题上，有 69.5% 的居民认为自己蔬菜水果摄入量充足，仅有 30.5% 的居民认为自己蔬菜水果摄入量不充足。分性别来看，男性更倾向于认为自己蔬菜水果摄入量充足，70.2% 的男性认为自己蔬菜水果摄入量充足，而女性的这一数据为 68.7%。同时，生活在城市的居民相比生活在乡村的居

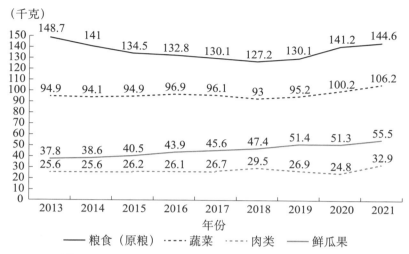

图 6-18　2013—2021 年我国居民人均主要食物消费量

资料来源：国家统计局.

民更倾向于认为自己蔬菜水果摄入量充足，如图 6-19 所示。

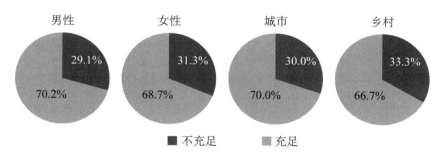

图 6-19　每天摄入的蔬菜水果量是否充足的居民自评数据

图 6-20 显示了不同分类人群在饮食结构方面的自评结果。在关于日常饮食更偏向于动物性食物还是植物性食物的偏好上，53.9%的受访者认为自己动植物性食物消费量较为均衡；27.7%的受访者认为自己以植物性食物消费量为主，动物性食物消费量较少；18.4%的受访者认为自己动物性食物消费量较多，植物性食物消费量较少。分性别来看，男性和女性在动植物性食物摄入均衡的比例上较为接近，但女性选择植物

性食物的倾向相比男性更大，有 30.5% 的女性认为自己以植物性食物为主，而男性只有 25.1% 的人认为自己以植物性食物为主。同样，在城乡差距中也存在这一现象，生活在乡村的受访者相较生活在城市的受访者有更大比例以植物性食物为主，动物性食物较少。

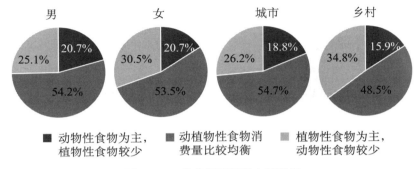

图 6 - 20　荤素搭配情况自评数据

图 6 - 21 展示了不同年龄段的人对自己饮食的看法。数据显示，随着年龄段的上升，认为自己蔬菜水果摄入充分的比例越来越高。其中 50~59 岁的居民中有 79.2% 的人认为自己蔬菜水果摄入充足，比 18~29 岁的群体高 23.5 个百分点。进一步分析发现，在动物性食物和植物性食物何者为主的问题上，我们观察到随着年龄段的上升，选择植物性食物为主的人群比例越来越高，选择动物性食物的人群比例越来越低。因此，相较自己摄入的动物性食物，越来越多的人会认为自己蔬菜水果摄入充足。但是，膳食平衡并不仅仅是摄入蔬菜水果，必要的蛋白质摄入也十分重要。

6.2.5　体检

健康体检是指通过医学手段和方法对受检者进行检查，了解受检者健康状况、早期发现疾病和健康隐患的诊疗行为。受益于我国居民生活

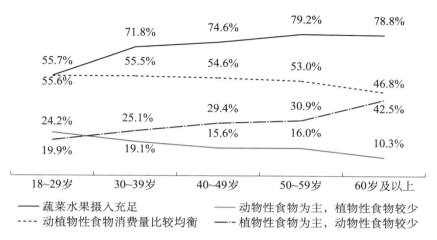

图 6 - 21　分年龄段健康意识自评数据

水平提高、居民消费升级以及大众对"早发现、早治疗、早预防、早健康"的健康观念大幅提升，近年来我国居民健康检查率逐年提高。国家统计局数据显示，2011 年中国健康检查人数为 34 369.6 万人，健康检查率为 25.47%，为 10 年来最低；2020 年健康检查人数为 43 093.82 万人，健康检查率为 30.52%。健康检查率的稳步上升是我国居民健康意识不断提高的结果，作为疾病预防的重要一环，推动健康检查率继续上升是当下十分重要的工作。

　　在本次调查中，51% 的人从来没有参加癌症筛查，29.5% 的人偶尔参加癌症筛查，19.5% 的人至少每年参加一次癌症筛查。如图 6 - 22 所示，分性别来看，女性参加癌症筛查的比例略高于男性。分居住地来看，居住在城市的居民较居住在乡村的居民有更大比例参加过癌症筛查，居住在乡村的居民有 65.3% 从未参加癌症筛查，而居住在城市的居民仅有 48.2% 从未参加癌症筛查。分年龄段来看，如图 6 - 23 所示，随着年龄段的上升，居民参加癌症筛查的比例总体呈上升趋势，但是癌症筛查比例在 60 岁及以上人群中有所下滑。这一现象背后的原因可能是老年人经济状况受限或者健康意识不足，而癌症又恰恰多病发于老年群体。因此，在老年群体中普及健康检查知识，提高老年群体的健康意识刻不容缓。

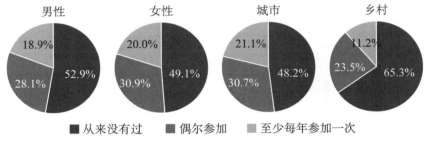

图 6 - 22 分性别、分居住地是否参加过癌症筛查数据

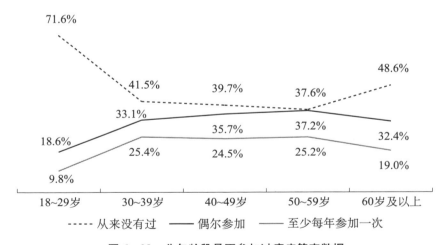

图 6 - 23 分年龄段是否参加过癌症筛查数据

关于常规体检，本研究主要收集了过去一年是否定期监测血压、血脂、血糖、心率、肺功能的数据。如图 6 - 24 所示，总体上有 68.7％ 的人群会定期监测自身血压数据，这也是五项指标中定期监测率最高的；肺功能在五项指标中定期监测率最低，仅有 31.6％。分性

别来看，男性在五项指标上的定期监测率均高于女性。这与癌症筛查的男女差异完全相反，女性更关注癌症筛查方面的体检，而男性更关注常规体检项目。分年龄段来看，如图 6 - 25 所示，随年龄段的上升，常规项目的定期监测率也越来越高，但是在心率监测和肺功能监测两项上，年龄差异并不明显。

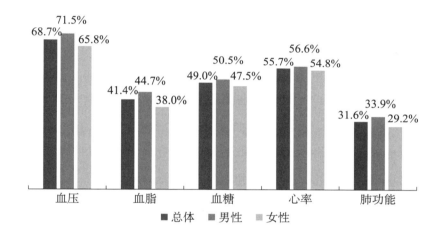

图 6 - 24 常规体检项目定期监测率

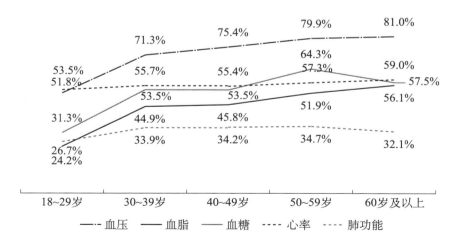

图 6 - 25 分年龄段常规体检项目定期监测率

6.3 健康生活与国民健康状况

6.3.1 健康生活指数与国民健康水平指数

健康生活指数是健康行为指数和健康意识指数的加权，综合考虑了两者对国民健康水平的影响。本研究测算的是各省区居民健康生活指数，由图 6 - 26 可知，各省区居民健康生活指数分布主要集中在 70～85 之间。整体来看，东部地区的居民健康生活指数相对高于中西部地区，但各个经济区域内部的健康生活水平存在较大的差异。北京市、上海市、天津市和重庆市居民的健康生活指数相对较高，而河北省、河南省、内蒙古自治区和云南省居民的健康生活指数相对较低。

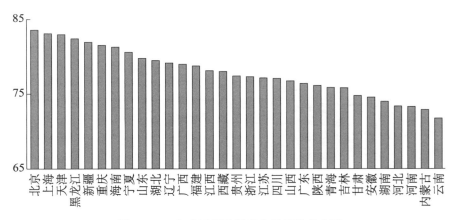

图 6 - 26 各省区居民健康生活指数分布图

健康生活指数与国民健康水平指数之间的散点图表明两者之间存在

正相关关系（见图 6-27）。总体来说，健康生活水平越高的省区，国民
健康状况越好。例如北京市、上海市、天津市的居民健康生活水平和国
民健康状况都排名靠前；而云南省、内蒙古自治区、河北省等健康生活
水平较低的省区，国民健康水平指数也相对较低。此外，新疆维吾尔自
治区、西藏自治区、青海省的居民健康生活处于中上水平，但国民健康
水平指数较低，这主要是因为除了健康生活的影响，国民健康状况还会
受到民族、性别、年龄等人口学特征以及受教育程度、收入水平、社会
资本、医疗保险等社会经济变量的影响（程令国等，2015；周广肃等，
2014）。因此，需要进一步考虑其他因素的影响。

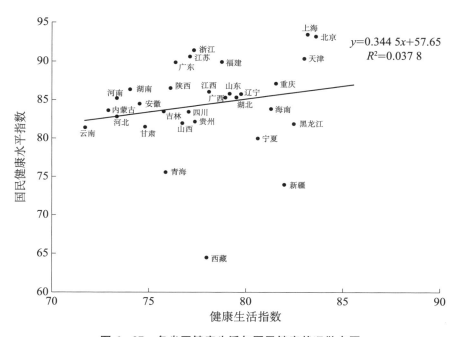

图 6-27 各省区健康生活与国民健康状况散点图

由于健康生活指数是健康行为指数和健康意识指数的加权，而健康
意识与健康行为之间存在较为复杂的关系，为了更直观地展示健康意

识、健康行为与国民健康状况之间的相关性，我们绘制了各省区这三个指标得分的矩阵散点图①（见图 6-28）。

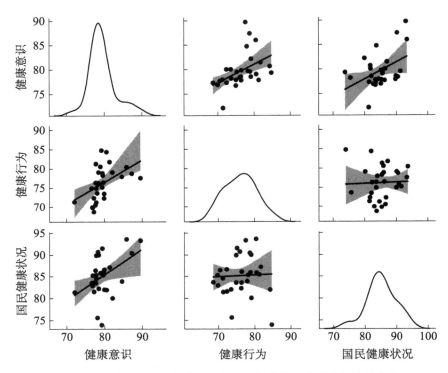

图 6-28　健康意识、健康行为与国民健康状况之间的矩阵散点图

由矩阵散点图可知，健康意识与国民健康状况呈现较为明显的正相关关系，健康行为与国民健康状况的相关性较弱，此外，健康意识与健康行为之间存在较为明显的正相关性。从具体的相关系数来看，健康意识与国民健康状况为中度正相关关系（Spearman 相关系数为 0.355，p 值＝0.054），健康意识与健康行为之间存在较强正相关关系（Spearman 相关系数为 0.623，p 值＝0.000 2），但健康行为与国民健康状况之间不

①　在进行相关分析时剔除分布在 3 个标准差之外的强影响点。

存在显著的相关关系（Spearman 相关系数为 0.139，p 值＝0.464）。

6.3.2 健康意识与国民健康状况

健康意识由居民健康意识和健康意识网络舆情指数加权测算，整体呈现一定的右偏分布（偏态系数＝1.180，见图 6 - 28），说明部分省区居民的健康意识水平明显高于其他大多数省区，例如北京市、天津市、上海市三个直辖市的居民（见图 6 - 29）。

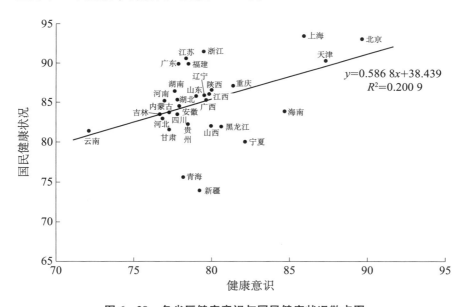

图 6 - 29　各省区健康意识与国民健康状况散点图

岳经纶和李晓燕（2014）基于珠三角地区流动人口的调查研究表明，健康意识会影响流动人口的健康服务利用情况，进一步影响健康水平。Wang et al.（2023）的研究表明，健康意识的提高对职业女性锻炼行为控制和执行意愿有积极影响。Chimezie（2023）探讨了健康意识在个人和社区健康预防中的重要作用，表明健康意识在疾病预防和健康促进中存在不容忽视的重要性。在本研究中，健康意识和国民健康状况的散点图进一步验证了两者之间的正相关关系（见图 6-29），健康意识水平越高的省区，国民健康状况越好。其中，北京市、天津市、上海市等地居民的健康意识水平和国民健康状况均较高，而新疆维吾尔自治区、西藏自治区、青海省居民的健康意识水平和国民健康状况均较低。

从微观个体角度来看，居民的自评健康与健康意识的健康态度和健康倾向表现两个维度呈正相关（见图 6-30）。在自评健康得高分的人群中，健康态度相对更积极，健康倾向表现得分也更高。但健康感知和居民自评健康之间没有明显的相关性。

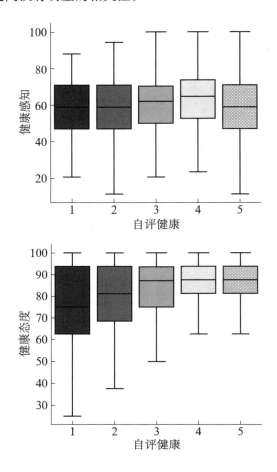

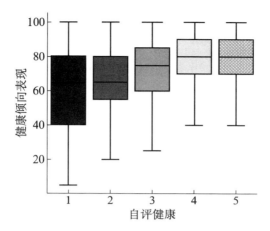

图 6 - 30　居民健康意识（三个维度）与自评健康

6.3.3　健康行为与国民健康状况

健康行为由吸烟率、有害饮酒率、身体活动不足率和人均蔬菜水果摄入不足的比例加权测算，整体的分布呈现对称形态（偏态系数为 0.089，见图 6 - 28）。社会流行病学一直致力于研究健康行为（如吸烟、饮酒、体育锻炼、安全驾驶和常规体检等）对人们健康状况和疾病的影响，并提出了风险因素模型（House，2002）。学者们先后探究了不同健康行为对健康的影响，如体育健身对人们的健康水平有显著影响（王甫勤，2012；王莉华，2021），缺乏锻炼、吸烟、不合理的饮食等行为对健康具有负面影响（Lantz et al.，2001；Svedberg et al.，2006）。赵晓航（2014）的研究则表明睡眠时间与健康水平间呈现出倒 U 形曲线关系。

然而，健康行为涵盖的方面众多且标准不一，因此健康行为与健康状况的关系目前尚无定论。从本研究的省区数据来看，健康行为与国民健康之间存在的相关性较弱，其中，上海市、北京市、天津市、福建省等地的国民健康状况与健康行为水平均较高，而新疆维吾尔自治区、西藏自治区居民的健康行为水平超过全国的平均水平，但国民健康状况远低于全国平均水平，这意味着健康行为的培养并不是提高国民健康状况的充分条件，还需要其他各方面的共同提高。

此外，由本章第 1 节的内容可知，健康意识与健康行为之间存在显著的正相关，相关研究同样表明健康行为的养成与健康素养密不可分，呈现正相关（周瑛瑛等，2023）。因此，健康行为与国民健康状况之间的相关系数较小，并不能说明两者之间不存在关联，健康意识、健康行为与国民健康状况三者之间的作用关系较为复杂，有待进一步深入研究。

6.4 本章小结

本章将健康意识的内涵界定为健康感知、健康态度和健康倾向表现三个方面，设计了基于量表的测度工具，根据调查结果，对国民健康意识进行了描述分析。结果发现健康态度得分最高（84.02），健康倾向表现次之（75.15），健康感知得分最低（60.68）。健康感知维度的得分基本呈对称分布，健康态度和健康倾向表现维度的得分则呈左偏分布。其中，广西壮族自治区、重庆市和上海市的居民健康感知得分较高，山东省、山西省和河北省的居民健康态度得分较高，广西壮族自治区、山东省和重庆市的居民健康倾向表现得分较高，青海省、西藏自治区等在三个维度的得分相对较低。此外，不同城乡、性别、年龄、受教育程度居民的健康意识存在显著差异，在制定公共卫生政策时，要充分考虑人群的差异性。

　　本章对我国居民的吸烟、饮酒、锻炼、合理膳食和定期体检等行为的调查数据进行了分析。有以下几点结果：第一，2022 年我国 18 岁以上人群现有吸烟率为 17％，已初步达到《"健康中国 2030"规划纲要》提出的在 2030 年将吸烟率控制在 20％以内的目标。此外，调查显示吸烟者日平均吸烟量为 10.71 支，明显低于 2010 年中国疾病预防控制中心报告的 14.2 支，说明我国长期以来的控烟运动取得了显著成效，不仅吸烟率整体有所下降，而且吸烟者日平均吸烟量也有所下降。第二，通过对最大饮酒量数据的分析发现，有 28.2％的人群在过去一年出现过有害饮酒行为，其中男性有害饮酒行为的比例大大高于女性。而且，吸烟行为和饮酒行为具有相关性，在有害饮酒行为的人群中，吸烟人群高达 53.3％。建议卫生部门重视对酒精消费及其对健康影响的监测。第三，关于体育锻炼行为，本次调查发现大多数居民主观上认为自己的体育锻炼时间充足，但根据《中国居民膳食指南（2022）》的标准，实际仅有 25.7％的人群每日运动充足。第四，关于膳食行为，随着居民收入水平的提高、食品种类的丰富，城乡居民饮食更加注重营养，主食消费明显减少，膳食结构更趋合理。本次调查数据显示，69.5％的居民认为自己蔬菜水果摄入充足，53.9％的受访者认为自己动植物性食物消费量较为均衡。生活在城市的居民相比生活在乡村的居民更倾向于认为自己蔬菜水果摄入充足，而生活在乡村的受访者有更大比例是以植物性食物为主，动物性食物摄入较少。第五，健康体检是指通过医学手段和方法对受检者进行检查，了解受检者健康状况，早期发现疾病和健康隐患的诊疗行为。国家统计局数据显示，近年来我国居民健康检查率逐年提高。本次研究针对居民的癌症筛查行为进行了调查，51％的受访者从来没有参与癌症筛查，29.5％的受访者偶尔参加癌症筛查，19.5％的受访者至少每年参加一次癌症筛查。在常规检测项目中，68.7％的人群会定期监测自身血压数据，但只有 31.6% 的人群定期检测肺功能。此外，居住在城市的居民较居住在乡村的居民有更大比例参与过癌症筛查，老年人中从未参与癌症筛查的比例偏高。

此外，本次研究基于健康意识和健康行为构建了健康生活指数。整体来看，东部地区居民的健康生活指数相对高于中西部地区。健康生活指数与国民健康水平指数之间存在正相关关系。总体来说，健康生活水平越高的省区，国民健康状况越好，但也有一些省区存在健康生活水平得分较高但国民健康水平偏低的情况。无论从省级数据还是个体数据来看，健康意识与国民健康状况均呈现较为明显的正相关关系，自评健康得高分的人群中，健康态度相对更积极，健康倾向表现得分也越高，但健康感知和居民自评健康之间没有明显的相关性。从省区数据来看，健康意识与健康行为之间存在较强的正相关关系，但健康行为与国民健康状况之间存在的相关性较弱。需要说明的是，简单的相关分析并不能说明两者之间不存在关联，健康意识、健康行为与国民健康状况三者之间的作用关系较为复杂，有待进一步深入研究。

第7章

健康服务与保障与国民健康

　　国民健康状况同健康服务与保障密不可分。由于健康服务与保障是国民健康的强力支撑，因此健康服务与保障也是健康中国建设中不可或缺的一环。健康服务的质量与保障能力的高低主要可以从医疗保障能力和医疗卫生资源两方面进行考量。在本研究中，健康服务与保障一级指标下设有 2 个二级指标：医疗保障能力和医疗卫生资源。2 个二级指标下又分别设有 5 个和 6 个三级指标（详见表 7－1）。下面将对 2 个二级指标以及它们下属的三级指标进行详细分析。

表 7－1　健康服务与保障指标内容

二级指标	三级指标
医疗保障能力	城镇居民家庭灾难性医疗支出风险度：城镇居民家庭医疗卫生支出与家庭消费支出的比值超过某界定值时的比值
	农村居民家庭灾难性医疗支出风险度：农村居民家庭医疗卫生支出与家庭消费支出的比值超过某界定值时的比值
	卫生健康支出占地方财政支出的比重：卫生健康支出占地方财政一般公共预算支出的百分比
	个人卫生支出占卫生总费用的比重：城乡居民在接受各类医疗卫生服务时的个人现金支付占国家在一定时期内为开展卫生服务活动从全社会筹集的卫生资源的货币总额的比重
	居民人均可支配收入：居民可用于最终消费支出和储蓄的总和，即居民可用于自由支配的收入，既包括现金收入，也包括实物收入

续表

二级指标	三级指标
医疗卫生资源	每千人口注册护士数：具有注册护士证书且实际从事护理工作的人员（不包括从事管理工作的护士）数/人口数×1 000
	每千常住人口执业（助理）医师数：《医师执业证书》"级别"为"执业（助理）医师"且实际从事医疗、预防保健工作的人员数（不包括实际从事管理工作的执业（助理）医师）/人口数×1 000
	每万人口全科医生数：注册为全科医学专业和取得全科医生培训合格证的执业（助理）医师数之和/人口数×10 000
	每千人口公共卫生人员数：在医院、基层医疗卫生机构、专业公共卫生机构及其他医疗卫生机构工作的职工（包括卫生技术人员、乡村医生和卫生员、其他技术人员、管理人员和工勤人员）数/人口数×1 000
	每千人口医疗机构数：从卫生健康行政部门取得《医疗机构执业许可证》，或从民政、工商行政、机构编制管理部门取得法人单位登记证书，为社会提供医疗保健、疾病控制、卫生监督服务或从事医学科研和医学在职培训等工作的单位数/人口数×1 000
	每千人口医疗卫生机构床位数：年底固定实有床位（非编制床位，包括正规床、简易床、监护床、正在消毒和修理床位、因扩建或大修而停用的床位，不包括产科新生儿床、接产室待产床、库存床、观察床、临时加床和病人家属陪侍床）数/人口数×1 000

7.1 医疗保障能力

7.1.1 二级指标分析

医疗保障是指当发生医疗问题时可以获得报销补偿的保障。增强医疗保障能力有利于减轻参保患者的资金垫付压力，方便群众看病就医。由于医疗保障制度也是医药卫生体系的重要组成部分，因此医疗保障能

力是衡量健康服务与保障的一个标准。在本研究中，医疗保障能力这一
二级指标下设有城镇居民家庭灾难性医疗支出风险度、农村居民家庭灾
难性医疗支出风险度等 5 个三级指标，从多个角度反映了医疗保障能力
的高低。

　　2016—2021 年全国医疗保障能力指数的变化如图 7-1 所示。可以
看到，2016—2020 年我国医疗保障能力指数波动较为平稳，总体指数
在 72 分上下波动。自 2018 年之后，全国的医疗保障能力指数逐年上
升，其中，2018—2020 年全国医疗保障能力指数较为平缓，从 2018
年的 71.8 分上升至 2020 年的 72.4 分。但 2020—2021 年，医疗保障
能力指数出现了大幅提升，从 72.4 分上升至 79.2 分，为近年来的最
高水平。

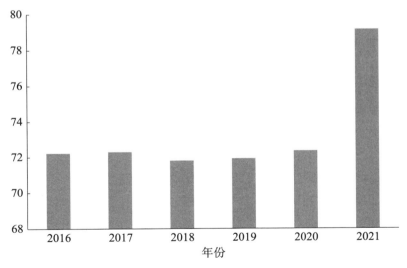

图 7-1　2016—2021 年全国医疗保障能力指数

　　根据调查结果，2021 年，东部地区医疗保障能力指数为 72.6 分，
西部地区医疗保障能力指数为 70.8 分，中部地区医疗保障能力指数为
71.4 分。这说明在全国范围内，东部地区的医疗保障能力优于中部地

区，中部地区的医疗保障能力略优于西部地区。2021 年全国 31 个省区的医疗保障能力指数见图 7-2，其与国民健康水平指数和国民健康因素指数的排名情况见表 7-2。其中，东部地区医疗保障能力得分最高的为北京市（77.9 分），最低为黑龙江省（65.2 分）；中部地区医疗保障能力得分最高的为江西省（73.7 分），最低为山西省（68.5 分）；西部地区医疗保障能力得分最高的为西藏自治区（78.4 分），最低为内蒙古自治区（68.0 分）。

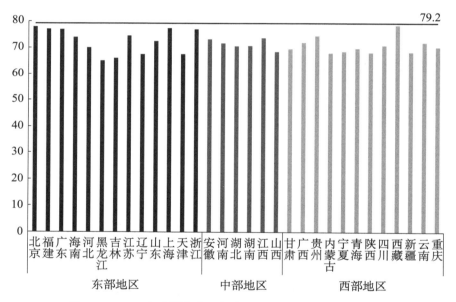

图 7-2　2021 年全国东中西部地区各省区医疗保障能力指数

表 7-2　2021 年医疗保障能力指数、国民健康水平指数与国民健康因素指数表

省区	医疗保障能力指数	排名	国民健康水平指数	排名	国民健康因素指数	排名
西藏	78.4	1	64.5	31	79.4	4
北京	77.9	2	93.2	2	82.4	1

续表

省区	医疗保障能力指数	排名	国民健康水平指数	排名	国民健康因素指数	排名
上海	77.4	3	93.6	1	80.8	2
福建	77.1	4	90.0	6	79.1	6
浙江	77.0	5	89.9	7	78.1	15
广东	77.0	5	91.5	3	77.6	18
江苏	74.5	7	90.7	4	78.2	13
贵州	74.4	8	82.3	23	78.4	11
海南	74.0	9	83.9	18	79.9	3
江西	73.7	10	86.1	11	78.4	11
安徽	73.2	11	84.5	17	75.8	25
山东	72.5	12	85.8	13	78.6	9
广西	72.0	13	85.3	15	78.1	15
云南	71.9	14	81.4	27	74.7	30
河南	71.7	15	85.3	15	74.8	29
四川	70.8	16	83.5	21	77.4	20
湖南	70.7	17	86.4	10	75.7	26
湖北	70.6	18	85.4	14	78.2	13
重庆	70.2	19	87.2	8	79.2	5
河北	70.1	20	82.9	22	74.5	31
青海	69.7	21	75.7	29	76.1	21
甘肃	69.6	22	81.5	26	75.4	27
宁夏	68.5	23	80.1	28	78.7	8
山西	68.5	23	82.0	24	76.0	24
新疆	68.3	25	74.0	30	78.9	7
陕西	68.2	26	86.6	9	76.1	21
内蒙古	68.0	27	83.6	19	75.1	28
天津	67.6	28	90.4	5	77.8	17
辽宁	67.6	28	85.9	12	77.5	19
吉林	66.1	30	83.6	19	76.1	21
黑龙江	65.2	31	82.0	24	78.6	9

7.1.2　城镇（农村）居民家庭灾难性医疗支出风险度

当家庭医疗卫生支出与家庭消费支出的比值超过某界定值时，就形成了家庭灾难性医疗支出。若家庭灾难性医疗支出风险度较高，则说明居民家庭对可能发生的潜在重大疾病的抵抗能力较差，进而反映医疗保证能力的欠缺。居民消费支出是指居民用于满足家庭日常生活消费需要的全部支出，既包括现金消费支出，也包括实物消费支出。2016—2021年全国居民家庭灾难性医疗支出风险度的变化如图7-3所示。

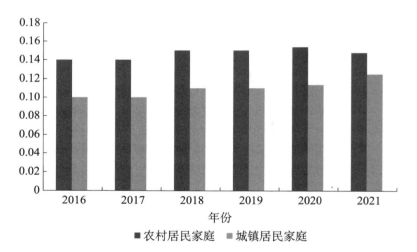

图7-3　2016—2021年全国居民家庭灾难性医疗支出风险度

对31个省区的居民家庭灾难性医疗支出风险度进行城乡比较发现，2016—2021年，我国城镇居民家庭灾难性医疗支出风险度整体要低于农村居民，但是城镇居民家庭灾难性医疗支出风险度呈现逐年上升的趋势。除2019年相较于2018年有所下降以外，其余年份城镇居民家庭灾难性医疗支出风险度均呈现上升趋势，从2016年的0.1上升至2021年的0.125，这代表着城镇居民家庭对重大疾病的现金支付能力逐年下降。

而对于农村居民来说，2016—2020 年，家庭灾难性医疗支出风险度逐年上升，从 0.14 上升到了 0.153；而在 2021 年出现了较大幅度的下降，从 0.153 下降至 0.147。这可能是因为我国政府于 2021 年 2 月 21 日发布了《中共中央　国务院关于全面推进乡村振兴加快农业农村现代化的意见》，其中明确强调了提升农村基本公共服务水平，全面推进健康乡村建设，这可能在一定程度上降低了我国农村居民发生重大疾病的风险。

2021 年，全国 31 个省区的城乡居民家庭灾难性医疗支出风险度如图 7-4 和图 7-5 所示。从地域来看，在城镇居民中，东部地区居民家庭灾难性医疗支出风险度平均为 0.119，中部地区居民家庭灾难性医疗支出风险度平均为 0.124，西部地区居民家庭灾难性医疗支出风险度平均为 0.131。在农村居民中，东部地区居民家庭灾难性医疗支出风险度平均为 0.146，中部地区居民家庭灾难性医疗支出风险度平均为 0.132，西部地区居民家庭灾难性医疗支出风险度平均为 0.160。从城乡关系来看，大多数省区的城镇居民家庭灾难性医疗支出风险度小于农村居民家庭，但也有部分省区（如新疆维吾尔自治区、辽宁省、吉林省等）的城镇居民家庭灾难性医疗支出风险度大于农村家庭。从地区来看，东部地区城镇居民家庭出现灾难性医疗支出的风险总体上小于中西部地区。综合城乡与地区情况，结合 2021 年全国东中西部地区各省区居民人均可支配收入情况（见图 7-11），可以看出，出现家庭灾难性医疗支出的风险与地区经济发展水平存在一定的关系，经济发达的地区居民家庭出现灾难性医疗支出的风险更低，因此可以增加对经济欠发达地区家庭灾难性医疗支出的关注，提高我国的医疗保障能力。

进一步对 31 个省区城乡居民家庭灾难性医疗支出风险度及排名进行分析（具体见表 7-3），可以看出很多省区的城镇和农村居民家庭灾

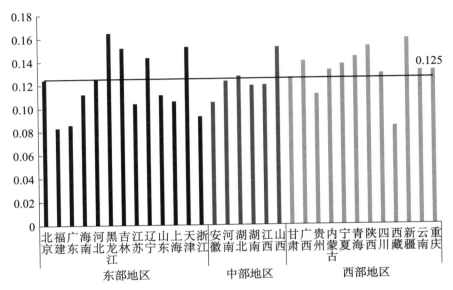

图 7 - 4　2021 年全国东中西部地区各省区城镇居民家庭灾难性医疗支出风险度

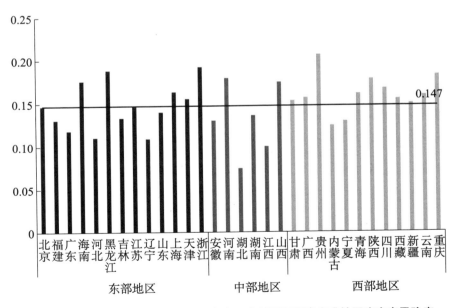

图 7 - 5　2021 年全国东中西部地区各省区农村居民家庭灾难性医疗支出风险度

难性医疗支出风险情况存在较大差异，例如新疆维吾尔自治区、辽宁省、浙江省等地区。浙江省农村居民家庭灾难性医疗支出风险度排名（第 2 名）明显高于城镇（第 28 名），新疆维吾尔自治区城镇居民家庭灾难性医疗支出风险度排名（第 2 名）明显高于农村（第 17 名）。因此，城乡发展不平衡的问题在家庭灾难性医疗支出风险度上仍然存在。同时也可以发现，部分省区的城镇与农村居民家庭灾难性医疗支出风险度均较高，如黑龙江省（城镇排名第 1，农村排名第 3）、天津市（城镇排名第 3，农村排名第 14）、陕西省（城镇排名第 4，农村排名第 6）。天津市与黑龙江省都是我国人口老龄化现象较为严重的省区，而陕西省的经济发展增速较为缓慢，可能均在不同程度上影响了家庭灾难性医疗支出风险度。

表 7 - 3　2021 年各省区城乡居民家庭灾难性医疗支出风险度及排名

省区	城镇居民家庭灾难性医疗支出风险度	排名	农村居民家庭灾难性医疗支出风险度	排名
黑龙江	0.164 5	1	0.188 1	3
新疆	0.158 6	2	0.149 6	17
天津	0.152 6	3	0.155 3	14
陕西	0.152 2	4	0.177 8	6
山西	0.151 9	5	0.174 5	8
吉林	0.151 8	6	0.133 1	22
辽宁	0.143 4	7	0.109 1	29
青海	0.143 3	8	0.160 8	11
广西	0.139 9	9	0.156 2	13
宁夏	0.136 9	10	0.129 0	25
内蒙古	0.131 8	11	0.124 2	26
云南	0.131 3	12	0.159 1	12
重庆	0.131 2	13	0.182 2	4

续表

省区	城镇居民家庭灾难性医疗支出风险度	排名	农村居民家庭灾难性医疗支出风险度	排名
四川	0.128 7	14	0.167 1	9
湖北	0.127 1	15	0.074 4	31
甘肃	0.125 8	16	0.152 8	16
河北	0.124 8	17	0.110 5	28
北京	0.124 4	18	0.146 8	19
河南	0.122 9	19	0.179 2	5
江西	0.119 5	20	0.099 9	30
湖南	0.119 0	21	0.135 9	21
海南	0.112 0	22	0.176 0	7
山东	0.111 2	23	0.139 9	20
贵州	0.111 1	24	0.205 5	1
上海	0.105 8	25	0.163 3	10
安徽	0.104 9	26	0.130 0	24
江苏	0.103 8	27	0.147 4	18
浙江	0.092 7	28	0.191 9	2
广东	0.085 8	29	0.118 5	27
西藏	0.083 4	30	0.154 7	15
福建	0.083 1	31	0.130 8	23

7.1.3 卫生健康支出占地方财政支出的比重

卫生健康支出占地方财政支出的比重指卫生健康支出占地方财政一般公共预算支出的百分比。地方财政支出是指地方财政将筹集起来的资金进行分配使用，以满足经济建设和各项事业的需要，主要包括：一般公共服务、外交、国防、公共安全、教育、科学技术、文化旅游体育与传媒、社会保障和就业、卫生健康、节能环保、城乡社区、农林水、交通运输、资源勘探工业信息等、商业服务业等、金融、援助其他地区、自然资源海洋气象等、住房保障、粮油物资储备、灾害防治及应急管理、债务付息、债务发行费用等方面的支出。卫生健康支出占地方财政支出的比重一定程度上反映了地方财政对于民众卫生健康的重视情况，该指标越高，代表政府对于公共卫生的重视程度越高，也往往代表着医疗保障能力更强。

2016—2020 年全国卫生健康支出占地方财政支出的比重变化如图 7-6 所示。从中可以看出，2017 年，全国卫生健康支出占地方财政支出的比重相较于 2016 年有小幅提升，从 8.15％提升至 8.28％，随后逐年下降，到 2019 年达到最低，为 8.06％。2020 年受新冠疫情的影响，全国卫生健康支出占地方财政支出的比重出现了大幅提升，达到了 8.96％，为近年来的最高水平。

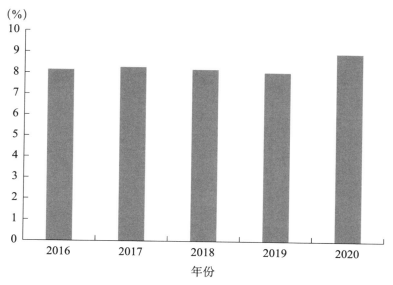

图 7-6　2016—2020 年全国卫生健康支出占地方财政支出的比重

2020 年全国各省区卫生健康支出占地方财政支出的比重如图 7-7

所示，全国卫生健康支出占地方财政支出的比重平均为8.96％。东部地区卫生健康支出占地方财政支出的比重平均为9.35％，其中最高为山东省，比重为11.2％，最低为黑龙江省，比重为5.6％；西部地区卫生健康支出占地方财政支出的比重平均为8.5％，其中最高为甘肃省，比重为12.1％，最低为青海省，比重为6.9％；中部地区卫生健康支出占地方财政支出的比重平均为8.0％，其中最高为河南省，比重为9.2％，最低为湖北省，比重为6.5％。总体来看，东部地区整体卫生健康投入比重较高，中部地区次之，西部地区较低。这在一定程度上反映了东部地区对卫生健康支出更加重视，而中西部地区的卫生健康建设仍需加强。然而，也有一些反例，如西部地区的甘肃省和宁夏回族自治区，卫生健康支出占地方财政支出的比重分别达到了12.07％（第1名）和9.62％（第10名）。由于甘肃省和宁夏回族自治区在过去数年间都进行了深入的医疗改革，强化卫生健康建设，因而卫生健康支出占比较高。

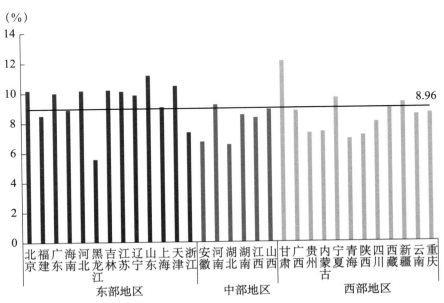

图7-7　2020年全国东中西部地区各省区卫生健康支出占地方财政支出的比重

　　将我国 2016—2020 年的卫生健康支出占财政支出的比重与 6 个发达国家（美国、俄罗斯、英国、法国、德国、日本）、4 个发展中国家（巴西、墨西哥、南非、印度）进行对比，结果如表 7 - 4 所示。总体来看，表格中的国家在 2016—2020 年 5 年中卫生健康支出占财政支出的比重变化都比较平稳。但通过对比可以看出，相较美国、俄罗斯、英国、法国、德国、日本等发达国家，我国的卫生健康支出占财政支出的比重最低。但值得注意的是，面对 2020 年新冠疫情的影响，相比其他几个国家，我国与俄罗斯的卫生健康支出占财政支出比重明显提升，此外法国也有微小的提升。这说明面对新冠疫情，我国通过及时增加卫生财政支出占比的方式来完善医疗保障体系，增强国民医疗保障。相较于巴西、墨西哥、南非、印度，我国在卫生健康支出占财政支出的比重上，仅高于印度。结合发达国家和发展中国家的情况来看，发达国家的卫生健康支出占财政支出的比重普遍高于发展中国家。而中国在其中处于中下水平，说明我国在医疗支出方面与世界主要国家还存在一定差距，医疗保障能力还有提升的空间。

表 7 - 4　2016—2020 年中国、世界主要发达国家和发展中国家卫生健康支出占财政支出的比重（%）

国家		2016 年	2017 年	2018 年	2019 年	2020 年
中国		8.15	8.28	8.19	8.06	8.96
发达国家	美国	22.42	22.49	22.51	22.5	22.35
	俄罗斯	8.23	8.78	9.76	10.2	13.6
	英国	19.08	18.92	19.14	19.64	19.48
	法国	15.2	15.22	15.27	15.07	15.19
	德国	19.57	19.89	19.97	20.06	19.78
	日本	23.18	24.46	24.49	24.28	20.63

续表

国家		2016 年	2017 年	2018 年	2019 年	2020 年
发展中国家	巴西	10.77	10.48	10.32	10.32	9.96
	墨西哥	11.52	10.32	10.41	10.73	10.41
	南非	15.29	15.29	15.29	15.29	15.29
	印度	3.32	3.37	3.46	3.4	3.39

7.1.4 个人卫生支出占卫生总费用的比重

卫生总费用指一个国家或地区在一定时期内，为开展卫生服务活动从全社会筹集的卫生资源的货币总额，其按来源法核算。它反映在一定经济条件下，政府、社会和居民个人对卫生保健的重视程度和费用负担水平，以及卫生筹资模式的主要特征和卫生筹资的公平性、合理性。个人卫生支出占卫生总费用的比重是指城乡居民在接受各类医疗卫生服务时的个人现金支付占国家在一定时期内为开展卫生服务活动从全社会筹集的卫生资源的货币总额的比重。该指标越大，说明居民在接受各类医疗卫生服务时的个人现金支付压力越大。

2016—2020 年全国个人卫生支出占卫生总费用的比重变化如图 7－8 所示。从图 7－8 中可以看出，2016—2020 年全国个人卫生支出占卫生总费用的比重浮动较大，在 2017 年和 2020 年都出现了较高的峰值，2017 年为 28.78％，2020 年为 28.36％，而在 2016 年、2018 年、2019 年均不足 28％。

2020 年全国东中西部地区各省区个人卫生支出占卫生总费用的比重如图 7－9 所示。全国各省区个人卫生支出占卫生总费用的比重平均为 28.36％。东部地区个人卫生支出占卫生总费用的比重平均为 26.6％，其中个人卫生支出占比最高的为上海市，为 32.71％；最低的为福建省，

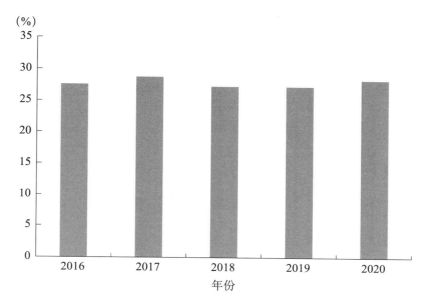

图 7 - 8　2016—2020 年全国个人卫生支出占卫生总费用的比重

为 13.87%。西部地区个人卫生支出占卫生总费用的比重平均为
29.54%，其中甘肃省最高，为 32.72%；内蒙古自治区最低，为 24.0%。
中部地区个人卫生支出占卫生总费用的比重平均为 22.48%，其中个人卫
生支出占比最高的为山西省，为 28.28%；最低的为湖北省，比重为
6.28%。总体来看，西部地区整体个人卫生支出占比高于东部地区，中部
地区个人卫生支出占比最低，这反映了西部地区居民在接受各类医疗卫生
服务时的个人现金支付压力相对较大，需要更多的医疗卫生政策的扶持。

　　我国 2016—2020 年个人卫生支出占卫生总费用的比重与 6 个发达
国家（美国、俄罗斯、英国、法国、德国、日本）、4 个发展中国家（巴
西、墨西哥、南非、印度）的对比结果如表 7 - 5 所示。对比发达国家，
我国的个人卫生支出占卫生总费用的比重仅低于俄罗斯和美国，高于英
国、法国、德国、日本。同时还能观察到，在 2020 年新冠疫情的影响
下，仅有我国的个人卫生支出占卫生总费用的比重提高，其余国家都有

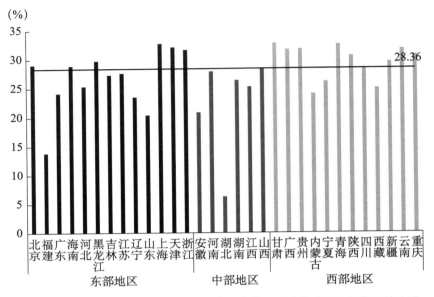

图 7 - 9 2020 年全国东中西部地区各省区个人卫生支出占卫生总费用的比重

不同程度的降低。这反映出在早期的新冠疫情背景和我国的防疫政策下，我国家庭的卫生健康支出压力增大，医疗资源紧张、看病难、看病贵的问题有所凸显。通过与主要发展中国家的对比可以看出，我国的个人卫生支出占卫生总费用的比重显著低于表中所有发展中国家。这说明我国医保系统在减轻居民医疗压力、提高居民医疗保障中发挥了重要的作用。

表 7 - 5 2016—2020 年中国与世界主要发达国家和发展中国家个人卫生支出
占卫生总费用的比重（%）

国家		2016 年	2017 年	2018 年	2019 年	2020 年
中国		27.57	28.78	27.28	27.28	28.36
发达国家	美国	48.86	48.94	48.7	48.46	43.23
	俄罗斯	43.05	42.91	40.54	38.85	29.45
	英国	19.12	19.62	19.89	19.76	16.29

续表

国家		2016 年	2017 年	2018 年	2019 年	2020 年
发达国家	法国	24.99	24.28	24.22	24.84	23.28
	德国	22.71	22.42	22.75	22.84	21.56
	日本	15.96	15.79	16.23	16.12	15.76
发展中国家	巴西	56.86	58.2	58.82	59.11	55.1
	墨西哥	48.72	49.46	50.37	50.83	47.1
	南非	41.36	41.68	41.62	40.43	36.56
	印度	72.52	66.46	65.25	65.65	62.36

7.1.5　居民人均可支配收入

居民人均可支配收入指居民可用于最终消费支出和储蓄的总和，即居民可用于自由支配的收入，既包括现金收入，也包括实物收入。按照收入的来源，可支配收入包含四项，分别为：工资性收入、经营净收入、财产净收入和转移净收入。2016—2021 年全国居民人均可支配收入变化如图 7-10 所示。从中可以看出，2016—2021 年我国居民人均可支配收入呈现稳步增长的趋势，从 2016 年的人均 23 820.98 元增长至 2021 年的 35 128.1 元。

2021 年全国东中西部地区各省区居民人均可支配收入如图 7-11 所示。东部地区居民人均可支配收入为 44 365.77 元。其中，上海市居民人均可支配收入最高，为 78 026.6 元；黑龙江省最低，为 27 159.0 元。中部地区居民人均可支配收入为 29 762.22 元。其中，湖南省居民人均可支配收入最高，为 31 992.7 元；河南省最低，为 26 811.2 元。西部地区居民人均可支配收入为 27 405.26 元。其中，内蒙古自治区居民人均可支配收入最高，为 34 108.4 元；甘肃省最低，为 22 066 元。总体来看，我国居民人均可支配收入地区分布不均衡现象较为严重，东部地

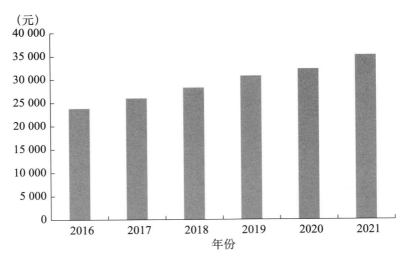

图 7 - 10　2016—2021 年全国居民人均可支配收入

区居民人均可支配收入明显高于中部地区和西部地区。东部地区只有海南省、河北省、黑龙江省、辽宁省、吉林省 5 个省份的居民人均可支配收入低于全国平均水平，而中西部地区所有的省区均没有达到全国居民人均可支配收入水平。

　　表 7 - 6 为 2021 年全国 31 个省区医疗保障能力指数与居民人均可支配收入排名。其中，东南沿海省区以及北京市等经济发达地区的医疗保障能力指数名列前茅，而中西部部分省区，如内蒙古自治区、新疆维吾尔自治区、甘肃省、江西省等地区排名靠后，这表明各省区的医疗保障能力指数与该地区经济发展水平存在一定的相关性。但是也存在例外，如地广人稀的西藏自治区，居民人均可支配收入处于第 29 名，然而医疗保障能力指数却排在第 1 名；天津市和辽宁省的居民人均可支配收入分别处于第 5 名和第 9 名，然而由于人口老龄化问题严重、经济增速缓慢等问题，医疗保障能力指数分别排在第 28 名和第 29 名。

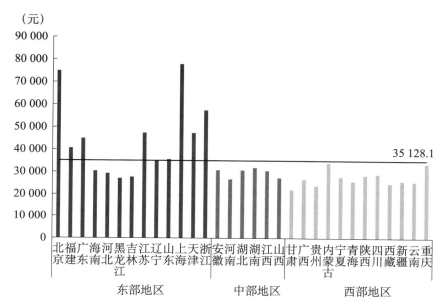

图 7 - 11　2021 年全国东中西部地区各省区居民人均可支配收入

表 7 - 6　2021 年全国各省区医疗保障能力指数与居民人均可支配收入及排名

省区	医疗保障能力指数	排名	居民人均可支配收入（元）	排名
西藏	78.4	1	24 950	29
北京	77.9	2	75 002	2
上海	77.4	3	78 026	1
福建	77.1	4	40 659	7
浙江	77.0	5	57 541	3
广东	77.0	5	44 993	6
江苏	74.5	7	47 498	4
贵州	74.4	8	23 996	30
海南	74.0	9	30 457	16
江西	73.7	10	30 610	15
安徽	73.2	11	30 904	13
山东	72.5	12	35 705	8

续表

省区	医疗保障 能力指数	排名	居民人均 可支配收入（元）	排名
广西	72.0	13	26 727	25
云南	71.9	14	25 666	28
河南	71.7	15	26 811	24
四川	70.8	16	29 080	18
湖南	70.7	17	31 993	12
湖北	70.6	18	30 829	14
重庆	70.2	19	33 803	11
河北	70.1	20	29 383	17
青海	69.7	21	25 919	27
甘肃	69.6	22	22 066	31
宁夏	68.5	23	27 904	20
山西	68.5	23	27 426	22
新疆	68.3	25	26 075	26
陕西	68.2	26	28 568	19
内蒙古	68.0	27	34 108	10
天津	67.6	28	47 449	5
辽宁	67.6	28	35 112	9
吉林	66.1	30	27 770	21
黑龙江	65.2	31	27 159	23

7.2 医疗卫生资源

7.2.1 二级指标分析

医疗卫生资源是指提供医疗服务的生产要素的总称，通常包括人员、医疗费用、医疗机构、医疗床位、医疗设施和装备、知识技能和信息等。因此，医疗卫生资源可用于衡量健康服务与保障。在本研究中，医疗卫生资源这一二级指标下设有每千人口注册护士数、每千常住人口执业（助理）医师数、每千人口医疗机构数等 6 个三级指标，从人员、设施等方面多角度反映了医疗保障能力的高低。

2016—2021 年全国医疗卫生资源指数的变化如图 7-12 所示。从中可以看到，2016—2021 年我国医疗卫生资源水平稳步上升，从 2016 年的 66.3 分增长至 2021 年的 71.2 分，基本实现每年增长 1 分。

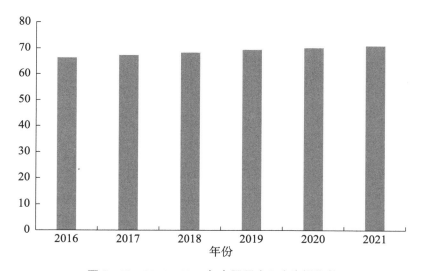

图 7-12　2016—2021 年全国医疗卫生资源指数

接下来进一步分析东中西部的具体情况。2021 年东部地区医疗卫生资源指数平均为 71.77 分，中部地区医疗卫生资源指数平均为 71.08 分，西部地区医疗卫生资源指数平均为 71.95 分。这说明在全国范围内，西部地区的医疗卫生资源情况优于东部地区，东部地区的医疗卫生资源情况优于中部地区。全国 31 个省区的医疗卫生资源指数见图 7-13，其中东部地区得分最高的为北京市（75.93 分），最低的为广东省（67.54 分）；中部地区得分最高的为湖南省（72.96 分），最低为江西省（69.59 分）；西部地区得分最高的为西藏自治区（73.80 分），最低的为广西壮族自治区（69.98 分）。由此可以看出，东部地区的医疗卫生资源相比中西部地区较不平衡，因此拉低了东部地区整体的医疗卫生资源指数，但中西部的整体医疗资源仍有较大的发展空间。

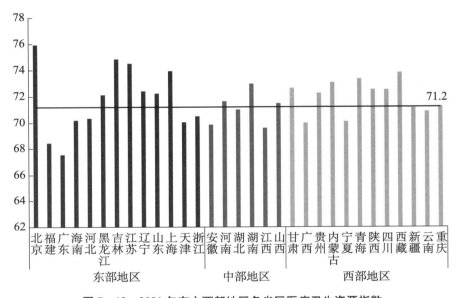

图 7 - 13 2021 年东中西部地区各省区医疗卫生资源指数

7.2.2 每千人口注册护士数

注册护士指具有注册护士证书且实际从事护理工作的人员，不包括从事管理工作的护士。注册护士的统计口径从 2002 年起为按注册数统计，2002 年以前为按实际在岗的护士数统计。每千人口注册护士数的计算公式为：注册护士数/人口数×1 000，人口数系国家统计局常住人口。护士作为卫生保健系统的一环，对于提升初级保健需求的能力和应对流行病、气候冲击等都至关重要，是医疗卫生资源重要的部分。2016—

2021 年，我国每千人口注册护士数变化趋势如图 7 - 14 所示，总体呈现上升趋势。

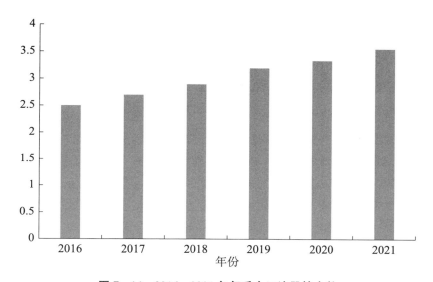

图 7 - 14　2016—2021 年每千人口注册护士数

2021 年，全国 31 个省区的每千人口注册护士数见图 7 - 15。分区域来看，东部地区平均每千人口注册护士数为 3.74，中部地区平均每千人口注册护士数为 3.43，西部地区平均每千人口注册护士数为 3.55。这表明全国范围内每千人口注册护士数的区域差异不大，东部地区情况略优于中部地区和西部地区。

进一步看各省区的每千人口注册护士数，数值高于全国平均水平的有北京市、上海市、海南省、山东省、江苏省、浙江省、吉林省、山西省、湖南省、湖北省等 20 个省区，其中西藏自治区的每千人口注册护士数最低（2.13）。分东中西部地区看各省区的每千人口注册护士数，东部地区数值最高的为北京市（5.67），最低的为河北省（3.02）；中部地区数值最高的为湖北省（3.68），最低的为江西省（3.10）；西部地区数值最高的为陕西省（4.03），最低的为西藏自治区（2.13）。

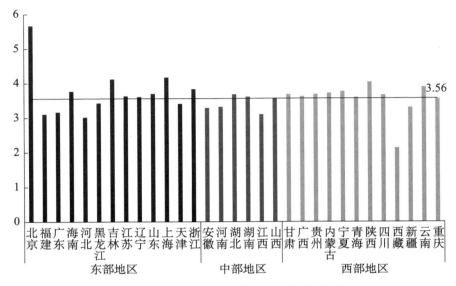

图 7 - 15   2021 年各省区每千人口注册护士数

进一步分析 31 个省区每千人口注册护士数及排名，具体见表 7 - 7。从中可以发现北京市、陕西省、上海市等地的每千人口注册护士数在 2019—2021 年均处于较高水平，而江西省、河北省、西藏自治区等处于较低水平，内蒙古自治区、吉林省排名上升明显。

表 7 - 7   各省区 2019—2021 年每千人口注册护士数及排名

省区	2019 年	排名	2020 年	排名	2021 年	排名
北京	5.33	1	5.39	1	5.67	1
陕西	3.88	2	3.93	3	4.03	4
上海	3.82	3	3.91	4	4.17	2
浙江	3.76	4	3.61	6	3.83	6
宁夏	3.50	5	3.61	6	3.76	8
湖南	3.48	6	3.54	8	3.61	17
江苏	3.47	7	3.47	11	3.63	15

续表

省区	2019 年	排名	2020 年	排名	2021 年	排名
山东	3.39	8	3.50	9	3.70	10
海南	3.39	8	3.49	10	3.77	7
贵州	3.35	10	3.42	14	3.68	11
重庆	3.30	11	3.41	16	3.55	21
湖北	3.28	12	3.46	13	3.68	11
云南	3.26	13	3.67	5	3.89	5
四川	3.23	14	3.42	14	3.66	14
辽宁	3.20	15	3.35	17	3.61	17
内蒙古	3.17	16	3.47	11	3.71	9
青海	3.11	17	3.32	20	3.59	19
广东	3.09	18	2.97	27	3.17	27
广西	3.07	19	3.34	18	3.62	16
新疆	3.06	20	3.12	23	3.30	25
甘肃	3.00	21	3.25	21	3.68	11
吉林	2.95	22	3.96	2	4.12	3
福建	2.93	23	2.95	28	3.11	28
山西	2.92	24	3.33	19	3.57	20
河南	2.89	25	3.06	26	3.32	24
天津	2.65	26	3.08	24	3.41	23
黑龙江	2.60	27	3.21	22	3.43	22
江西	2.58	28	2.86	29	3.10	29
安徽	2.57	29	3.08	24	3.29	26
河北	2.44	30	2.70	30	3.02	30
西藏	1.71	31	1.88	31	2.13	31

　　将我国 2016—2019 年间的每千人口注册护士数与 6 个发达国家、4 个发展中国家进行对比。对比指标为 WHO 网站中的护理人员及助产士数

(nursing and midwifery personnel) 指标，结果见表 7 - 8。通过对比可以看出，相较美国、俄罗斯、英国、法国、德国、日本等发达国家，我国每千人口注册护士数最低，且与各发达国家有较大差距；我国每千人口注册护士数逐年增加，这说明我国护士队伍的人数持续增加，医护比倒置问题逐步改善，医疗卫生资源逐渐丰富。另外，每千人口注册护士数在 2017 年、2018 年均高于印度，在 2019 年超过墨西哥。

表 7 - 8　2016—2019 年世界各国每千人口注册护士数对比

国家		2016 年	2017 年	2018 年	2019 年
中国		2.50	2.70	2.89	3.20
发达国家	美国	—	14.37	15.45	13.16
	俄罗斯	8.55	8.55	8.53	8.54
	英国	8.36	8.31	8.54	8.69
	法国	11.00	11.28	11.60	11.92
	德国	11.15	11.38	11.81	12.09
	日本	11.59	—	12.04	—
发展中国家	巴西	9.32	9.706	10.09	7.375
	墨西哥	2.898	2.896	2.903	2.88
	南非	—	—	—	—
	印度	—	2.084	1.707	—

7.2.3　每千常住人口执业（助理）医师数

执业医师指《医师执业证书》"级别"为"执业医师"且实际从事医疗、预防保健工作的人员，不包括实际从事管理工作的执业医师。执业医师类别分为临床、中医、口腔和公共卫生四类。执业助理医师指《医师执业证书》"级别"为"执业助理医师"且实际从事医疗、预防保健工作的人员，不包括实际从事管理工作的执业助理医师。执业助理医师类别分为临床、中医、口腔和公共卫生四类。

执业（助理）医师的统计口径自 2002 年起为按取得医师执业证书的人数统计（不含未取得执业医师证书的见习医师）。执业（助理）医师数包括村卫生室执业（助理）医师数。每千常住人口执业（助理）医师数的计算公式为：执业（助理）医师数/人口数×1 000，人口数系国家统计局常住人口。2016—2021 年，我国每千常住人口执业（助理）医师数变化趋势如图 7 - 16 所示，从 2016 年的 2.3 上升至 2021 年的 3.04，呈现逐年上升的趋势。

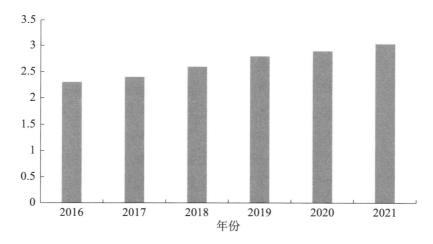

图 7 - 16　2016—2021 年全国每千常住人口执业（助理）医师数

2021 年，全国 31 个省区的每千常住人口执业（助理）医师数见图 7 - 17。分区域来看，东部地区平均每千常住人口执业（助理）医师数为 3.37，中部地区平均每千常住人口执业（助理）医师数为 2.90，西部地区平均每千常住人口执业（助理）医师数为 2.93。这表明东部地区情况优于全国平均水平，而中部地区和西部地区还有发展空间。

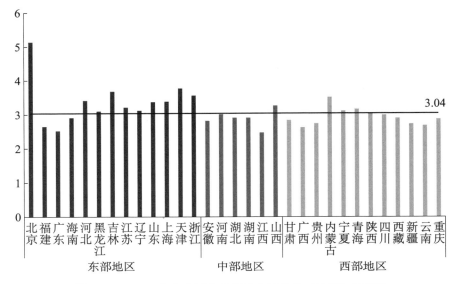

图 7-17　2021 年各省区每千常住人口执业（助理）医师数

　　分省区来看，北京市、河北省、江苏省、辽宁省、山东省、上海市、天津市、浙江省、黑龙江省、吉林省、山西省、内蒙古自治区、宁夏回族自治区、青海省、陕西省的每千常住人口执业（助理）医师数高于全国平均水平。另外，东部地区数值最高的为北京市（5.14），最低的为广东省（2.52），且东部地区省区之间数值差异较大；中部地区数值最高的为山西省（3.26），最低的为江西省（2.47）；西部地区数值最高的为内蒙古自治区（3.51），最低的为广西壮族自治区（2.62）。

　　进一步分析 31 个省区每千常住人口执业（助理）医师数及排名（见表 7-9）可知，北京市、浙江省、内蒙古自治区等地的每千常住人口执业（助理）医师数在 2019—2021 年均处于较高水平，而江西省、广西壮族自治区、云南省等地区处于较低水平，天津市、吉林省的排名分别从第 9 名、第 10 名上升到第 2 名、第 3 名。

表 7 - 9　各省区 2019—2021 年每千常住人口执业（助理）医师数及排名

省区	2019 年	排名	2020 年	排名	2021 年	排名
北京	4.90	1	4.92	1	5.14	1
浙江	3.50	2	3.37	4	3.56	4
江苏	3.20	3	3.16	8	3.21	10
内蒙古	3.10	4	3.35	5	3.51	5
山东	3.10	5	3.24	6	3.37	8
上海	3.10	5	3.15	9	3.38	7
河北	3.00	7	3.21	7	3.41	6
宁夏	3.00	7	3.09	11	3.11	13
天津	3.00	7	3.55	2	3.77	2
吉林	2.90	10	3.53	3	3.68	3
青海	2.90	10	3.09	11	3.16	11
湖南	2.80	12	2.86	16	2.91	18
辽宁	2.80	12	2.96	14	3.12	12
山西	2.80	12	3.12	10	3.26	9
陕西	2.80	12	2.88	15	3.05	15
西藏	2.70	16	2.59	25	2.90	21
新疆	2.70	16	2.68	23	2.73	26
重庆	2.70	16	2.77	19	2.87	22
河南	2.60	19	2.78	18	3.01	16
湖北	2.60	19	2.77	19	2.91	18
四川	2.60	19	2.80	17	2.99	17
福建	2.50	22	2.54	26	2.65	28
广东	2.50	22	2.43	30	2.52	30
贵州	2.50	22	2.53	28	2.74	25
海南	2.50	22	2.69	21	2.91	18
黑龙江	2.50	22	3.02	13	3.10	14
甘肃	2.40	27	2.54	26	2.84	23
广西	2.30	28	2.50	29	2.62	29

续表

省区	2019 年	排名	2020 年	排名	2021 年	排名
云南	2.30	28	2.60	24	2.68	27
安徽	2.20	30	2.69	21	2.82	24
江西	2.10	31	2.32	31	2.47	31

7.2.4 每万人口全科医生数

全科医生数指注册为全科医学专业和取得全科医生培训合格证的执业（助理）医师数之和。每万人口全科医生数的计算公式为：全科医生数/人口数×10 000，人口数系国家统计局常住人口。2016—2021 年，我国每万人口全科医生数不断增加，从 2016 年的 1.51 增长一倍多至 2021 年的 3.08，如图 7 - 18 所示。

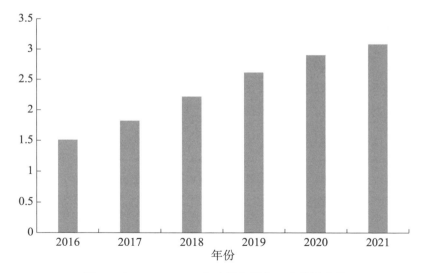

图 7 - 18 2016—2021 年全国每万人口全科医生数

2021 年，全国 31 个省区的每万人口全科医生数见图 7 - 19。分区域来看，东部地区平均每万人口全科医生数为 3.54，中部地区平均每万人口全科医生数为 2.56，西部地区平均每万人口全科医生数为 2.45。东部地区明显高于中西部地区，但东部地区省区之间数值差异较大。分省区来看，东部地区数值最高的为江苏省（5.81），最低为黑龙江省（2.21）；中部地区数值最高的为河南省（3.42），最低的为山西省（2.14）；西部地区数值最高的为陕西省（3.35），而除陕西省之外，西部地区其他省区的每万人口全科医生数均低于全国平均水平，其中最低的为西藏自治区（1.28）。

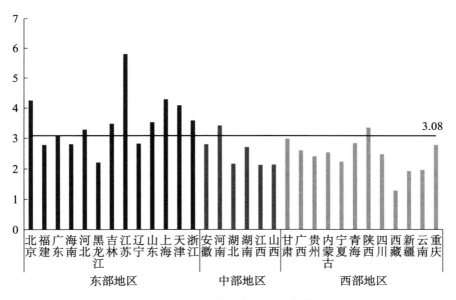

图 7 - 19　2021 年各省区每万人口全科医生数

进一步分析 31 个省区每万人口全科医生数及排名（见表 7 - 10）可知，江苏省、浙江省、北京市等地的每万人口全科医生数在 2019—2021 年均处于较高水平，山东省由 2019 年的第 23 名（2.09）不断上升至 2021 年的第 6 名（3.53），陕西省由 2019 年的第 31 名（1.37）不断上升至 2021 年的第 9 名（3.35），而黑龙江省、山西省、江西省等处于较低水平。

表 7 - 10   各省区 2016—2021 年每万人口全科医生数及排名

省区	2019 年	排名	2020 年	排名	2021 年	排名
江苏	5.90	1	5.86	1	5.81	1
浙江	4.68	2	4.28	3	3.59	5
北京	4.30	3	4.53	2	4.25	3
上海	4.09	4	3.97	4	4.29	2
天津	2.92	5	3.64	5	4.09	4
吉林	2.80	6	3.32	6	3.48	7
广东	2.77	7	2.95	9	3.08	11
重庆	2.60	8	2.74	13	2.78	17
辽宁	2.49	9	2.76	12	2.82	14
青海	2.49	9	2.74	13	2.84	13
河北	2.42	11	2.55	17	3.28	10
湖南	2.42	11	2.95	9	2.71	19
安徽	2.37	13	3.03	7	2.80	15
河南	2.36	14	2.45	19	3.42	8
福建	2.30	15	2.44	20	2.78	17
内蒙古	2.28	16	2.51	18	2.54	21
甘肃	2.26	17	2.60	16	2.98	12
湖北	2.17	18	2.40	22	2.17	26
新疆	2.17	18	2.25	24	1.93	30
宁夏	2.16	20	2.27	23	2.24	24
广西	2.15	21	2.62	15	2.60	20
四川	2.13	22	3.01	8	2.48	22
山东	2.09	23	2.44	20	3.53	6
海南	2.07	24	2.89	11	2.80	15
西藏	1.83	25	2.00	29	1.28	31
云南	1.81	26	2.01	27	1.97	29
贵州	1.78	27	1.96	30	2.41	23
黑龙江	1.76	28	2.18	25	2.21	25

续表

省区	2019 年	排名	2020 年	排名	2021 年	排名
山西	1.75	29	2.01	27	2.14	27
江西	1.44	30	1.78	31	2.13	28
陕西	1.37	31	2.05	26	3.35	9

　　将我国 2016—2019 年每万人口全科医生数与 6 个发达国家、4 个发展中国家进行对比，指标为 WHO 网站中的医生（medical doctors），对比情况见表 7 - 11。从中可以发现，我国的每万人口全科医生数明显低于各发达国家及发展中国家巴西、南非，但高于墨西哥和印度，这表明人均全科医生数有提升的空间，仍应继续建立全科医生培养制度，持续提升全科医生职业吸引力。

表 7 - 11　2016—2019 年世界各国每万人口全科医生数对比

国家		2016 年	2017 年	2018 年	2019 年
中国		18.91	20.06	21.24	22.58
发达国家	美国	—	—	25.7	35.18
	俄罗斯	39.82	40.78	41.19	41.87
	英国	27.83	28.14	28.34	29.42
	法国	32.55	32.75	32.76	33.11
	德国	41.87	42.51	43.11	43.91
	日本	24.26	—	24.98	—
发展中国家	巴西	—	21.58	—	23.03
	墨西哥	—	—	6.78	—
	南非	23.59	24.2	24.67	24.74
	印度	7.65	7.88	7.59	7.99

7.2.5　每千人口公共卫生人员数

公共卫生人员指在医院、基层医疗卫生机构、专业公共卫生机构及其他医疗卫生机构工作的职工，包括卫生技术人员、乡村医生和卫生员、其他技术人员、管理人员和工勤人员。公共卫生人员一律按支付年底工资的在岗职工统计，包括各类聘任人员（含合同工）及返聘本单位半年以上人员，不包括临时工、离退休人员、退职人员、离开本单位仍保留劳动关系人员、本单位返聘和临聘不足半年人员。

专业公共卫生机构包括疾病预防控制中心、专科疾病防治机构、妇幼保健机构、健康教育机构、急救中心（站）、采供血机构、卫生监督机构、卫生健康部门主管的计划生育技术服务机构，不包括传染病院、结核病医院、血防医院、精神病医院、卫生监督（监测、检测）机构。

每千人口公共卫生人员数的计算公式为：公共卫生人员数/人口数×1 000。人口数系国家统计局常住人口。2016—2021 年，我国每千人口公共卫生人员数从 2016 年的 0.08 不断增加至 2021 年的 0.084，其中 2017—2018 年上升较平缓（见图 7 - 20）。

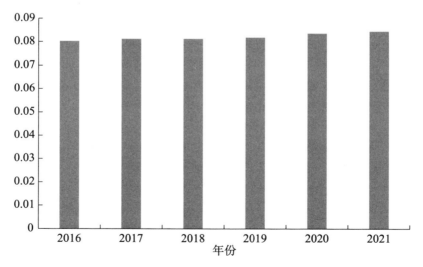

图 7 - 20　2016—2021 年全国每千人口公共卫生人员数

2021 年，全国 31 个省区的每千人口公共卫生人员数见图7 - 21。分区域来看，东部地区平均每千人口公共卫生人员数为 0.10，中部地区平均每千人口公共卫生人员数为 0.07，西部地区平均每千人口公共卫生人员数为 0.10。这表明全国范围内每千人口公共卫生人员数情况差异不大，东部地区、西部地区略优于中部地区。

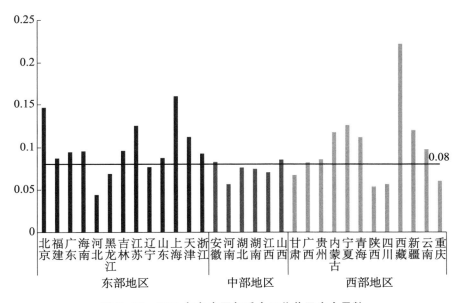

图 7 - 21　2021 年各省区每千人口公共卫生人员数

分东中西部地区看各省区的每千人口公共卫生人员数，东部地区数值最高的为上海市（0.16），最低的为河北省（0.04），并且除了河北省、辽宁省、黑龙江省，其他省区数值均高于全国平均水平；中部地区安徽省（0.08）、山西省（0.09）高于全国平均水平，最低的为河南省（0.06）；西部地区数值最高的为西藏自治区（0.22），最低的为陕西省（0.05）。

进一步分析 31 个省区每千人口公共卫生人员数及排名可知，西藏自治区、北京市、上海市的每千人口公共卫生人员数在 2019—2021 年一直位于前三名，而重庆市、河南省、四川省、河北省等处于较低水平，贵州省、安徽省分别从第 24 名、第 25 名上升至第 17 名、第 19 名（见表 7 - 12）。

表 7 - 12　各省区 2016—2021 年每千人口公共卫生人员数及排名

省区	2019 年	排名	2020 年	排名	2021 年	排名
西藏	0.242	1	0.226	1	0.223	1
北京	0.148	2	0.175	2	0.146	3
上海	0.146	3	0.151	3	0.16	2
内蒙古	0.129	4	0.123	6	0.118	7
宁夏	0.128	5	0.133	4	0.126	4
新疆	0.117	6	0.114	7	0.12	6
江苏	0.116	7	0.124	5	0.125	5
天津	0.099	8	0.106	9	0.113	8
吉林	0.096	9	0.096	11	0.096	11
云南	0.096	9	0.097	10	0.098	10
广东	0.093	11	0.095	12	0.095	13
浙江	0.088	12	0.092	13	0.093	14
海南	0.088	13	0.089	14	0.096	11
青海	0.087	14	0.109	8	0.112	9
山东	0.087	14	0.085	15	0.087	15
辽宁	0.084	16	0.076	20	0.076	21
山西	0.083	17	0.085	15	0.085	18
湖南	0.081	18	0.074	22	0.074	23
福建	0.079	19	0.083	17	0.087	15
广西	0.076	20	0.082	18	0.082	20
江西	0.073	21	0.079	19	0.07	24
湖北	0.073	21	0.075	21	0.076	21
黑龙江	0.072	23	0.071	24	0.069	25
贵州	0.071	24	0.069	25	0.086	17
安徽	0.071	24	0.073	23	0.083	19

续表

省区	2019 年	排名	2020 年	排名	2021 年	排名
甘肃	0.063	26	0.064	26	0.067	26
陕西	0.058	27	0.061	27	0.054	30
重庆	0.056	28	0.056	28	0.06	27
河南	0.055	29	0.056	28	0.057	28
四川	0.051	30	0.054	30	0.057	28
河北	0.048	31	0.046	31	0.044	31

7.2.6 每千人口医疗机构数

医疗卫生机构指从卫生健康行政部门取得《医疗机构执业许可证》，或从民政、工商行政、机构编制管理部门取得法人单位登记证书，为社会提供医疗保健、疾病控制、卫生监督服务或从事医学科研和医学在职培训等工作的单位。医疗卫生机构包括医院、基层医疗卫生机构、专业公共卫生机构、其他医疗卫生机构。每千人口医疗机构数的计算公式为：医疗卫生机构数/人口数×1 000。人口数系国家统计局常住人口。2016—2021 年，我国每千人口医疗机构数变化趋势如图 7-22 所示，可见 2016—2020 年每千人口医疗机构数不断增加，而 2021 年（0.73）相较 2020 年（0.74）有所减少。

2021 年，全国 31 个省区的每千人口医疗机构数见图 7-23。分区域来看，中部地区平均每千人口医疗机构数为 0.79，西部地区平均每千人口医疗机构数为 0.90，均多于东部地区平均每千人口医疗机构数 0.65。分东中西部地区看各省区的每千人口医疗机构数，东部地区数值最高的为河北省（1.18），其次为吉林省（1.07），山东省（0.84）、辽宁省（0.78），其他省区均低于全国平均水平；中部地区数值最高的为山西省（1.18），最低为安徽省（0.48）；西部地区数值最高的为西藏自治区

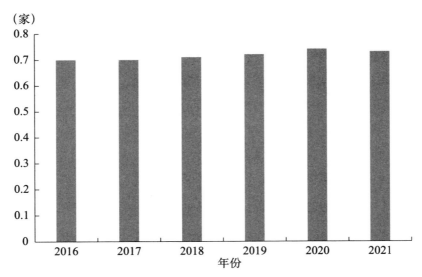

图 7 - 22 2016—2021 年全国每千人口医疗机构数

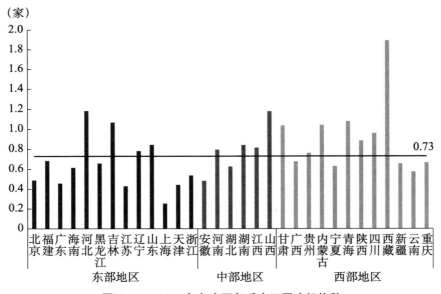

图 7 - 23 2021 年各省区每千人口医疗机构数

（1.89），也是全国最高值，最低的为云南省（0.57）。

进一步分析 31 个省区每千人口医疗机构数及排名（见表 7 - 13）可

知，西藏自治区、山西省、河北省的每千人口医疗机构数在 2019—2021
年一直位于前三名，而安徽省、江苏省、天津市、上海市等处于较低
水平。

表 7 - 13　各省区 2016—2021 年每千人口医疗机构数及排名

省区	2019 年	排名	2020 年	排名	2021 年	排名
西藏	2.041	1	2.103	1	1.887	1
山西	1.2	2	1.169	3	1.178	3
河北	1.148	3	1.184	2	1.184	2
青海	1.119	4	1.11	4	1.079	4
甘肃	1.059	5	1.039	5	1.034	7
四川	1.015	6	1.01	6	0.959	8
内蒙古	1.008	7	1.006	7	1.04	6
陕西	0.914	8	0.91	9	0.884	9
吉林	0.865	9	0.98	8	1.067	5
湖南	0.864	10	0.847	11	0.841	11
山东	0.838	11	0.86	10	0.843	10
江西	0.824	12	0.819	12	0.814	12
辽宁	0.791	13	0.787	13	0.782	14
贵州	0.759	14	0.779	14	0.76	15
新疆	0.757	15	0.761	16	0.655	20
河南	0.723	16	0.769	15	0.795	13
广西	0.693	17	0.704	18	0.677	17
福建	0.692	18	0.705	17	0.685	16
重庆	0.677	19	0.681	19	0.665	18
宁夏	0.633	20	0.669	20	0.63	21
湖北	0.603	21	0.606	22	0.627	22
黑龙江	0.588	22	0.58	23	0.658	19
海南	0.566	23	0.648	21	0.615	23
浙江	0.562	24	0.575	24	0.537	25
云南	0.547	25	0.571	25	0.573	24

续表

省区	2019 年	排名	2020 年	排名	2021 年	排名
北京	0.471	26	0.484	27	0.489	26
广东	0.453	27	0.479	28	0.457	28
安徽	0.438	28	0.489	26	0.483	27
江苏	0.415	29	0.43	29	0.429	30
天津	0.413	30	0.406	30	0.443	29
上海	0.227	31	0.24	31	0.253	31

7.2.7 每千人口医疗卫生机构床位数

床位数指年底固定实有床位（非编制床位），包括正规床、简易床、监护床、正在消毒和修理床位、因扩建或大修而停用的床位，不包括产科新生儿床、接产室待产床、库存床、观察床、临时加床和病人家属陪侍床。每千人口医疗卫生机构床位数的计算公式为：医疗卫生机构床位数/人口数×1 000，人口数系国家统计局常住人口。2016—20121 年，我国每千人口医疗卫生机构床位数不断增加，从 2016 年的 5.37 上升至 2021 年的 6.7，如图 7 - 24 所示。

2021 年，全国 31 个省区的每千人口医疗卫生机构床位数见图 7 - 25。分区域来看，中部地区平均每千人口医疗卫生机构床位数为 7.15，高于东部地区（6.28）和西部地区（6.94）。进一步看各省区的每千人口医疗卫生机构床位数，数值高于全国平均水平的有辽宁省、黑龙江省、吉林省、河南省、湖南省、湖北省、安徽省等 19 个省区，其中广东省的每千人口医疗卫生机构床位数最低（4.64）。分东中西部地区看各省区的每千人口医疗卫生机构床位数，东部地区数值最高的为黑龙江省（8.34），除了东北三省，其他省区均低于全国平均水平；中部地区除了山西省（6.58），其他省区的数值均高于全国平均水平，最高的为湖南省（8.04）；西部

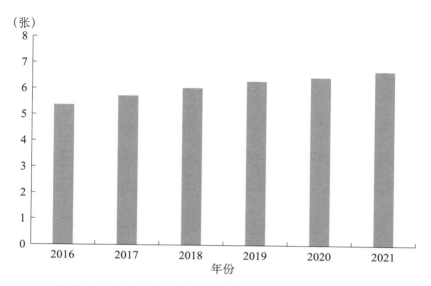

图 7 - 24　2016—2021 年全国每千人口医疗卫生机构床位数

地区数值最高的为四川省（7.91），最低的为西藏自治区（5.37）。

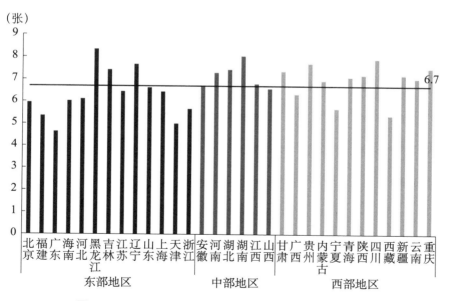

图 7 - 25　2021 年各省区每千人口医疗卫生机构床位数

进一步分析 31 个省区每千人口医疗卫生机构床位数及排名（见表 7-14）可知，四川省、湖南省、黑龙江省的每千人口医疗卫生机构床位数在 2019—2021 年均处于较高水平，而西藏自治区、天津市、广东省等处于较低水平，黑龙江省、湖北省、吉林省的数值明显增加，其中黑龙江省从 2019 年的第 7 名上升至 2021 年的第 1 名。

表 7-14   各省区 2019—2021 年每千人口医疗卫生机构床位数及排名

省区	2019 年	排名	2020 年	排名	2021 年	排名
四川	7.54	1	7.77	3	7.91	3
重庆	7.42	2	7.35	5	7.50	6
新疆	7.39	3	7.02	9	7.19	12
湖南	7.32	4	7.82	2	8.04	2
贵州	7.31	5	7.17	7	7.71	4
辽宁	7.21	6	7.38	4	7.67	5
黑龙江	7.00	7	7.95	1	8.34	1
陕西	6.86	8	6.89	11	7.20	11
甘肃	6.84	9	6.87	13	7.36	9
青海	6.82	10	6.97	10	7.10	13
湖北	6.80	11	7.12	8	7.44	7
河南	6.64	12	6.71	15	7.30	10
云南	6.42	13	6.89	11	7.04	14
江苏	6.39	14	6.31	20	6.45	20
内蒙古	6.34	15	6.74	14	6.94	15
吉林	6.33	16	7.19	6	7.43	8
山东	6.25	17	6.37	18	6.63	18
上海	6.03	18	6.12	21	6.44	21
浙江	5.99	19	5.60	27	5.66	27
北京	5.93	20	5.80	24	5.95	25
宁夏	5.90	21	5.73	26	5.68	26
山西	5.86	22	6.41	17	6.58	19

续表

省区	2019 年	排名	2020 年	排名	2021 年	排名
江西	5.72	23	6.33	19	6.80	16
河北	5.66	24	5.92	22	6.11	23
广西	5.59	25	5.90	23	6.33	22
安徽	5.46	26	6.68	16	6.72	17
海南	5.27	27	5.80	24	6.02	24
福建	5.09	28	5.22	28	5.35	29
西藏	4.87	29	5.09	29	5.37	28
广东	4.73	30	4.48	31	4.64	31
天津	4.37	31	4.92	30	5.00	30

7.3　本章小结

从时间维度来看，近年来，我国医疗卫生资源持续扩容，医疗保障能力稳步提升。2016—2021 年，我国健康服务与保障建设稳步推进，医保制度及医疗卫生服务体系不断完善，努力为人民群众提供全方位全周期健康服务。从地区间对比来看，2021 年我国东部地区整体医疗保障能力优于中部地区和西部地区，但由于东部地区医疗卫生资源分布相对不平衡，东部地区整体医疗卫生资源情况略微差于中西部地区。就医疗保障能力而言，各省区的医疗保障能力指数与该地区经济发展水平存在一定的相关性。我国居民人均可支配收入地区分布不均衡现象严重，东部地区居民人均可支配收入明显高于中部地区和西部地区大多数省区。东部地区城镇居民家庭出现灾难性医疗支出的风险总体上小于中西部地区，整体卫生健康投入比重也较高，一定程度上反映了东部地区对卫生健康支出更加重视。西部地区整体个人卫生支出占比高于东部地区，表明西部地区居民在接受各类医疗卫生服务时的个人现金支付压力相对较大，西部地区的卫生健康建设仍需加强。就医疗资源而言，在医疗人员方面，东部地区情况整体上优于中部地区和西部地区。人均注册护士数、人均公共卫生人员数的地区差异不明显，但是东部地区大部分省区的人均执业（助理）医师数、人均全科医生数均高于全国平均水平，中西部地区仅有个别省区高于相应指标平均水平。在医疗机构、设施方面，西部地区的人均医疗机构数情况优于中部、东部地区，而对于人均医疗卫生机构床位数，中西部地区大部分省区高于全国平均水平，这表明医疗资源的均衡布局还需进一步探索。

通过国际比较可以发现，我国的医疗保障能力和医疗卫生资源情况在总体上落后于发达国家但优于其他发展中国家。具体来看，我国的总体卫生健康支出占财政支出的比重处于较低水平，距离一些发达国家仍有不小的差距；在居民看病问题上，我国居民的个人卫生支出水平与发达国家较接近，且显著优于发展中国家；同时，我国的每万人口全科医生数明显少于各发达国家，医疗卫生资源仍有很大提升空间。

第 8 章

健康环境与国民健康

　　国民健康状况与居民生活环境密不可分，由于健康的生活环境是国民健康的重要前提，因此健康环境建设是实现健康中国建设中重要的一环。环境的卫生宜居程度可以从多个角度进行考量，包括空气污染状况、生活用水质量、城市绿化程度、垃圾处理方式等。在本研究中，健康环境一级指标下设有 3 个二级指标：植被绿化、空气质量和水质及垃圾处理。3 个二级指标下又设有 6 个三级指标（见表 8 - 1）。下面将对 3 个二级指标以及它们下属的三级指标进行详细分析。

表 8 - 1　健康环境指标内容

二级指标	三级指标
植被绿化	建成区绿化覆盖率：建成区内绿化覆盖面积与区域面积的比率 人均公园绿地面积：城区内平均每人拥有的公园绿地面积
空气质量	PM 2.5 年均浓度：空气中 PM 2.5 浓度的年度监测数据平均值 地级及以上城市达到国家二级标准天数比例：城市空气质量指数达到国家二级标准的天数占全年总天数的比例
水质及垃圾处理	地表水质量达到或好于Ⅲ类水体比例：达到Ⅲ类标准及以上地表水体积与区域地表水体积的比例 城镇生活垃圾无害化处理率：城镇生活垃圾无害化处理量与生活垃圾产生量的比率

8.1　植被绿化

8.1.1　二级指标分析

　　植被绿化不仅能够起到净化空气的作用，同时也能够美化生活环境，对维护城市生态平衡和保持居民身心健康起着重要的作用，因此植被绿化成为衡量健康环境水平的一个标准。在本研究中，植被绿化这一二级指标下还设有建成区绿化覆盖率和人均公园绿地面积两个三级指标。其中第一个三级指标体现了城区的整体绿化程度，反映了城区的绿化建设情况；第二个三级指标则更加贴近居民的生活，反映了居民可享受到的休闲娱乐空间的绿化建设情况。

从调查结果来看，我国植被绿化指数在 2019 年及以前长期维持在 77 左右，到 2020 年有明显的突破，达到了 79 以上。整体而言，2016—2021 年我国的植被绿化水平在稳步提升（见图 8-1）。

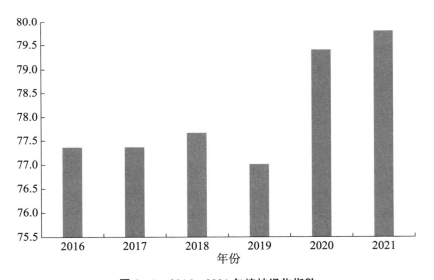

图 8-1 2016—2021 年植被绿化指数

进一步观察 2021 年东中西部各省区植被绿化指数情况（见图 8-2），可以发现，东部地区植被绿化指数最高的为北京市（89.0），最低的为上海市（69.2）；中部地区植被绿化指数最高的为江西省（85.9），最低的为湖南省（77.0）；西部地区植被绿化指数最高的为宁夏回族自治区（86.7），最低的为青海省（70.8）。全国整体水平为 79.8，整体而言东部地区植被绿化指数超过全国整体水平的省区更多，植被绿化情况略优于中部地区和西部地区，这与不同区域的气候情况、环境湿度存在一定的联系。

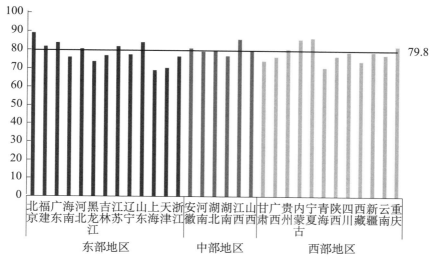

图 8-2　2021 年各省区植被绿化指数

对比 2021 年各省区植被绿化指数、国民健康水平指数、国民健康因素指数及排名（见表 8-2）可以看出，我国植被绿化指数与国民健康水平指数和国民健康因素指数存在一定相关关系。通过计算可知，我国植被绿化指数与国民健康水平指数的相关性为 0.19，与国民健康因素指数的相关性为 0.12。

表 8-2　2021 年植被绿化指数、国民健康水平指数、国民健康因素指数及排名

省区	植被绿化指数	排名	国民健康水平指数	排名	国民健康因素指数	排名
北京	89.0	1	93.2	2	82.4	1
宁夏	86.7	2	80.1	28	78.7	8
内蒙古	86.0	3	83.6	19	75.1	28

续表

省区	植被绿化指数	排名	国民健康水平指数	排名	国民健康因素指数	排名
江西	85.9	4	86.1	11	78.4	11
山东	84.2	5	85.8	13	78.6	9
广东	83.8	6	89.9	7	77.6	18
重庆	82.2	7	87.2	8	79.2	5
江苏	81.9	8	90.7	4	78.2	13
福建	81.8	9	90.0	6	79.1	6
安徽	81.0	10	84.5	17	75.8	25
贵州	80.6	11	82.3	23	78.4	11
河北	80.6	11	82.9	22	74.5	31
湖北	79.9	13	85.4	14	78.2	13
山西	79.6	14	82.0	24	76.0	24
河南	79.3	15	85.3	15	74.8	29
新疆	79.1	16	74.0	30	77.4	20
四川	79.1	16	83.5	21	78.9	7
云南	77.6	18	81.4	27	74.7	30
辽宁	77.5	19	85.9	12	77.5	19
吉林	77.0	20	83.6	19	76.1	21
湖南	77.0	20	86.4	10	75.7	26
陕西	76.9	22	86.6	9	76.1	21
浙江	76.6	23	91.5	3	78.1	15
广西	76.5	24	85.3	15	78.1	15
海南	76.1	25	83.9	18	79.9	3
甘肃	74.4	26	81.5	26	75.4	27
西藏	74.2	27	64.5	31	79.4	4
黑龙江	73.8	28	82.0	24	78.6	9
青海	70.8	29	75.7	29	76.1	21
天津	70.4	30	90.4	5	77.8	17
上海	69.2	31	93.6	1	80.8	2

进一步对比 2021 年各省区的植被绿化指数及其对应的两个三级指标——建成区绿化覆盖率和人均公园绿地面积的排名情况（见表 8-3）发现，植被绿化指数与建成区绿化覆盖率以及人均公园绿地面积都有明显的正相关关系。经过计算可知，相关系数分别为 0.84 和 0.87。

表 8-3 2021 年植被绿化指数及其下设三级指标与排名

省区	植被绿化指数	排名	建成区绿化覆盖率（%）	排名	人均公园绿地面积（平方米）	排名
北京	89.0	1	49.3	1	16.62	6
宁夏	86.7	2	42.0	15	20.48	1
内蒙古	86.0	3	42.0	15	19.96	2
江西	85.9	4	46.9	2	16.22	7
山东	84.2	5	43.0	8	17.94	3
广东	83.8	6	42.9	9	17.74	4
重庆	82.2	7	42.6	12	16.67	5
江苏	81.9	8	43.7	5	15.60	9
福建	81.8	9	44.3	3	15.01	13
安徽	81.0	10	44.1	4	14.49	16
贵州	80.6	11	41.8	17	16.01	8
河北	80.6	11	42.9	9	15.14	11
湖北	79.9	13	42.8	11	14.63	15
山西	79.6	14	43.7	5	13.66	19
河南	79.3	15	41.6	20	15.08	12
四川	79.1	16	43.1	7	13.73	18
新疆	79.1	16	41.0	23	15.40	10
云南	77.6	18	42.5	13	12.94	25
辽宁	77.5	19	41.8	17	13.44	22
吉林	77.0	20	41.1	22	13.55	21
湖南	77.0	20	42.2	14	12.61	29

续表

省区	植被绿化指数	排名	建成区绿化覆盖率（%）	排名	人均公园绿地面积（平方米）	排名
陕西	76.9	22	41.8	17	12.90	26
浙江	76.6	23	41.5	21	12.87	27
广西	76.5	24	40.2	25	13.80	17
海南	76.1	25	40.8	24	12.96	24
甘肃	74.4	26	36.3	30	14.88	14
西藏	74.2	27	38.2	27	13.33	23
黑龙江	73.8	28	37.4	29	13.60	20
青海	70.8	29	34.8	31	12.81	28
天津	70.4	30	38.3	26	9.74	30
上海	69.2	31	37.7	28	9.02	31

8.1.2 建成区绿化覆盖率

建成区绿化覆盖率是指报告期末建成区内绿化覆盖面积与区域面积的比率。计算公式为：建成区绿化覆盖率＝建成区绿化覆盖面积/建成区面积×100%。在城市建设中，建成区绿化覆盖率标准的实施对保护环境和提升城市品质起着至关重要的作用，能够为城市居民创造美好的生活环境和健康的居住条件。建成区绿化覆盖率没有统一的标准，是根据城市的大小、气候条件、环境质量、人口密度和用地性质等因素来确定的，不同城市要求也不一样，但通常建成区绿化覆盖率要达到30%以上。

在2016年，我国建成区绿化覆盖率就已超过40%，为城市居民保障了绿色健康的生活环境。2016—2021年，全国建成区绿化覆盖率整体呈现上升趋势，大体与植被绿化指标的发展趋势一致，只有2018—2019

年间出现了小幅下降，截至 2021 年，全国建成区绿化覆盖率达到 42.4%（见图 8-3）。

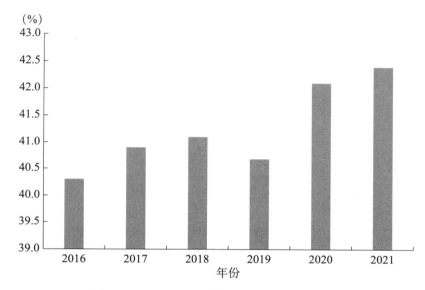

图 8-3　2016—2021 年全国建成区绿化覆盖率

进一步观察 2016—2021 年的建成区绿化覆盖率离散程度发现，我国各省区建成区绿化覆盖率的平均值在稳步增长的同时，地区间差异也在不断缩小，呈现出共同提高的趋势（见图 8-4）。

就 2021 年而言，全国 31 个省区的建成区绿化覆盖率见图 8-5。东部地区建成区绿化覆盖率最高的为北京市（49.3%），最低的为黑龙江省（37.4%）；中部地区建成区绿化覆盖率最高的为江西省（46.9%），最低的为河南省（41.6%）；西部地区建成区绿化覆盖率最高的为四川省（43.1%），最低的为青海省（34.8%）。西部地区整体的建成区绿化覆盖率较低，普遍低于全国建成区绿化覆盖率。

进一步分析 2019—2021 年 31 个省区建成区绿化覆盖率及排名（见表 8-4）可知，北京市、江西省、福建省等地长期领先，青海省、甘肃省、

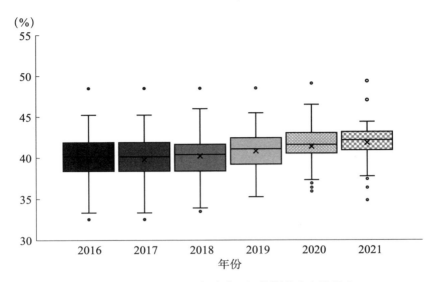

图 8-4 2016—2021 年建成区绿化覆盖率离散程度

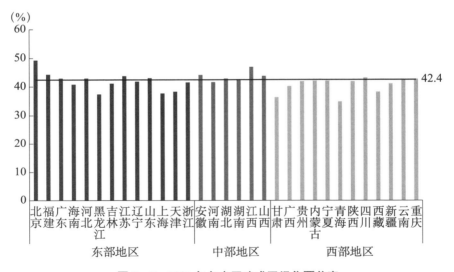

图 8-5 2021 年各省区建成区绿化覆盖率

黑龙江省、上海市等地的建成区绿化覆盖率一直落后于全国整体水平。

此外，绝大部分省区的建成区绿化覆盖率在这三年间都有一定的提高，其中湖北省的提升最为明显，从 2019 年的 38.9%（第 25 名）提升至 2021 年的 42.8%（第 11 名），仅福建省、广东省、海南省、广西壮族自治区、青海省 5 个省区的建成区绿化覆盖率出现了小幅度的下降。

表 8-4　2019—2021 年各省区建成区绿化覆盖率及排名

省区	2019 年	排名	2020 年	排名	2021 年	排名
北京	48.5	1	49.0	1	49.3	1
江西	45.4	2	46.4	2	46.9	2
福建	44.5	3	44.6	3	44.3	3
江苏	43.4	4	43.5	5	43.7	5
广东	43.3	5	43.5	5	42.9	9
安徽	42.7	6	42.0	11	44.1	4
河北	42.3	7	42.9	8	42.9	9
山西	42.3	7	43.9	4	43.7	5
山东	41.8	9	41.6	15	43.0	8
重庆	41.8	9	43.1	7	42.6	12
四川	41.8	9	42.5	9	43.1	7
海南	41.7	12	40.6	22	40.8	24
浙江	41.5	13	42.2	10	41.5	21
宁夏	41.3	14	42.0	11	42.0	15
湖南	41.2	15	41.5	16	42.2	14
河南	41.0	16	41.9	13	41.6	20
辽宁	40.8	17	41.7	14	41.8	17
广西	40.8	17	41.3	17	40.2	25
内蒙古	40.5	19	40.5	23	42.0	15
新疆	39.9	20	40.9	19	41.0	23
云南	39.7	21	40.5	23	42.5	13
贵州	39.4	22	40.9	19	41.8	17
陕西	39.3	23	40.8	21	41.8	17
吉林	39.2	24	40.4	25	41.1	22

续表

省区	2019 年	排名	2020 年	排名	2021 年	排名
湖北	38.9	25	41.1	18	42.8	11
西藏	37.6	26	38.1	26	38.2	27
天津	37.5	27	37.6	27	38.3	26
上海	36.8	28	37.3	28	37.7	28
黑龙江	36.4	29	36.9	29	37.4	29
甘肃	36.0	30	36.3	30	36.3	30
青海	35.2	31	35.9	31	34.8	31

8.1.3 人均公园绿地面积

城市公园绿地面积是指城市中向公众开放的、以游憩为主要功能，有一定的游憩设施和服务设施，同时兼有健全生态、美化景观、防灾减灾等综合作用的绿化用地面积。其包括综合公园、社区公园、专类公园、带状公园和街旁绿地。其中综合公园、专类公园和带状公园面积之和为公园面积。人均公园绿地面积是指报告期末城区内平均每人拥有的公园绿地面积，是反映城市居民生活环境和生活质量的重要指标。

2016—2021 年我国人均公园绿地面积变化趋势如图 8-6 所示，整体呈现上升趋势，并且与植被绿化指数的发展趋势大体一致，仅在 2018—2019 年有所下降，在 2019—2020 年又有明显的回升趋势。截至 2021 年，全国人均公园绿地面积已达到 14.87 平方米。

就 2021 年而言，全国 31 个省区的人均公园绿地面积见图 8-7。东部地区人均公园绿地面积最高的为山东省（17.94 平方米），最低的为上海市（9.02 平方米）；中部地区人均公园绿地面积最高的为江西省（16.22 平方米），最低的为湖南省（12.61 平方米）；西部地区人均公园绿地面积最高的为宁夏回族自治区（20.48 平方米），最低的为青海省

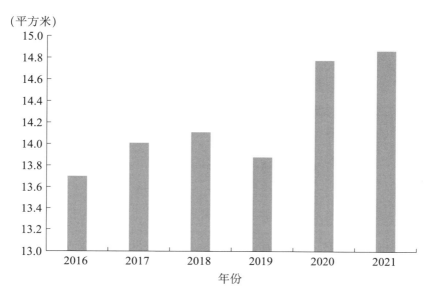

（平方米）

图 8 - 6　2016—2021 全国人均公园绿地面积

（12.81 平方米）。全国人均公园绿地面积最高的两个省区为宁夏回族自治区和内蒙古自治区，都来自西部地区。整体而言，西部地区的人均公园绿地面积大于东部地区和中部地区。

　　进一步分析 31 个省区人均公园绿地面积及排名（见表 8 - 5）可知，宁夏回族自治区、内蒙古自治区、广东省、山东省等地的人均公园绿地面积长期处于全国领先水平，而上海市、天津市的人均公园绿地面积一直处于较低水平。在 2019—2021 年间，全国有 7 个省区的人均公园绿地面积出现了一定程度的减少，其中绝大部分省区的减少幅度较小，均在 1 平方米以内，仅浙江省的人均公园绿地面积从 2019 年的 14.03 平方米（第 15 名）下降到了 2021 年的 12.87 平方米（第 27 名），减少了 1.16平方米。除此之外的绝大部分省区的人均公园绿地面积都出现了一定程度的增加，其中增加最明显的是西藏自治区，从 2019 年的 9.8 平方米（第29 名）提升至 2021 年的 13.33 平方米（第 23 名），提升了 3.53 平方米。

（平方米）

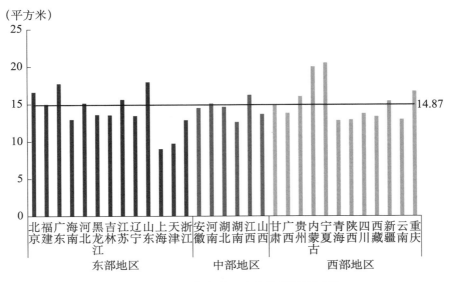

图 8 - 7   2021 年各省区人均公园绿地面积

表 8 - 5   2019—2021 年各省区人均公园绿地面积及排名

省区	2019 年	排名	2020 年	排名	2021 年	排名
宁夏	21.05	1	21.02	1	20.48	1
内蒙古	18.71	2	19.2	2	19.96	2
广东	18.13	3	18.14	3	17.74	4
山东	17.57	4	17.68	4	17.94	3
重庆	16.61	5	16.5	7	16.67	5
北京	16.4	6	16.59	6	16.62	6
贵州	16.38	7	17.04	5	16.01	8
福建	15.03	8	14.94	11	15.01	13
江苏	14.98	9	15.34	8	15.6	9
新疆	14.88	10	14.02	16	15.4	10
安徽	14.8	11	14.88	12	14.49	16
江西	14.53	12	14.8	13	16.22	7
河北	14.29	13	15.3	9	15.14	11
甘肃	14.28	14	15.15	10	14.88	14

续表

省区	2019 年	排名	2020 年	排名	2021 年	排名
浙江	14.03	15	13.59	18	12.87	27
四川	14.03	15	14.4	15	13.73	18
河南	13.59	17	14.43	14	15.08	12
广西	13.52	18	12.85	22	13.8	17
山西	12.63	19	13.51	19	13.66	19
吉林	12.54	20	12.94	21	13.55	21
黑龙江	12.43	21	12.77	24	13.6	20
辽宁	11.97	22	13.4	20	13.44	22
湖北	11.96	23	13.83	17	14.63	15
青海	11.93	24	12.45	25	12.81	28
云南	11.88	25	12.27	26	12.94	25
湖南	11.81	26	12.16	27	12.61	29
陕西	11.62	27	12.79	23	12.9	26
海南	10.57	28	11.62	29	12.96	24
西藏	9.8	29	12.02	28	13.33	23
天津	9.21	30	10.31	30	9.74	30
上海	8.73	31	9.05	31	9.02	31

8.2　空气质量

8.2.1　二级指标分析

空气作为人类赖以生存的资源和环境，与人体健康密切相关。空气质量是衡量居民生活环境健康水平的又一重要指标。空气质量通常依据空气中污染物浓度的高低来判断，空气污染物如一氧化碳、氮氧化物、硫氧化物等，主要是在人们的生产活动和日常活动过程，如工业、交通、各种燃烧和垃圾处理等产生的。空气中污染物的浓度越高，说明空气质量越差。在本研究中，空气质量指数由 PM 2.5 年均浓度和地级及以上城市达到国家二级标准天数比例两个指标的数据综合测算得出。

2016—2021 年，全国空气质量指数持续上升，从 2016 年的 81.3 增长至 2021 年的 86.8，表明近年来我国空气质量持续改善，节能减排和空气污染治理措施成效显著（见图 8 - 8）。

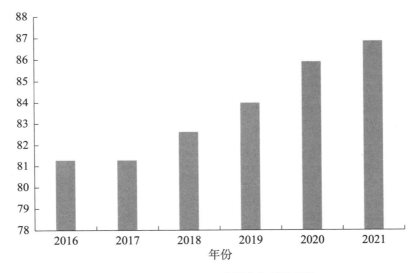

图 8 - 8　2016—2021 全国空气质量指数

2021 年全国各省区空气质量指数的统计数据如图 8 - 9 所示。东部地区空气质量指数最高的为海南省（94.6），最低的为山东省（80.9）；中部地区空气质量指数最高的为江西省（89.0），最低的为河南省（79.2）；西部地区空气质量指数最高的为西藏自治区（95.0），最低的为甘肃省（80.9）。其中空气质量最好的两个省区为西藏自治区和海南省，分别来自西部地区和东部地区。整体而言，西部地区的空气质量最佳，东部地区次之，中部地区稍微落后于其他两个地区。

对比 2021 年各省区空气质量指数、国民健康水平指数和国民健康

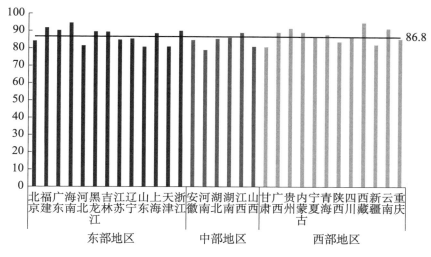

图 8 - 9　2021 年各省区空气质量指数

因素指数（见表 8 - 6）可以看出，我国空气质量指数与国民健康因素指数在变化趋势上较为一致，通过计算可知两者的相关性为 0.3。这在一定程度上反映了国民健康因素指数越高，对应省区的空气质量相对越好。

表 8 - 6　2021 年空气质量指数、国民健康水平指数和国民健康因素指数及排名

省区	空气质量指数	排名	国民健康水平指数	排名	国民健康因素指数	排名
西藏	95.0	1	64.5	31	79.4	4
海南	94.6	2	83.9	18	79.9	3
福建	91.8	3	90.0	6	79.1	6
云南	91.6	4	81.4	27	74.7	30
贵州	91.6	4	82.3	23	78.4	11
广东	90.3	6	89.9	7	77.6	18
浙江	90.1	7	91.5	3	78.1	15
黑龙江	89.6	8	82.0	24	78.6	9
吉林	89.4	9	83.6	19	76.1	21

续表

省区	空气质量指数	排名	国民健康水平指数	排名	国民健康因素指数	排名
内蒙古	89.3	10	83.6	19	75.1	28
广西	89.3	10	85.3	15	78.1	15
江西	89.0	12	86.1	11	78.4	11
上海	88.7	13	93.6	1	80.8	2
青海	88.1	14	75.7	29	76.1	21
宁夏	86.9	15	80.1	28	78.7	8
四川	86.8	16	83.5	21	77.4	20
湖南	86.2	17	86.4	10	75.7	26
重庆	85.8	18	87.2	8	79.2	5
湖北	85.5	19	85.4	14	78.2	13
辽宁	85.5	19	85.9	12	77.5	19
江苏	84.9	21	90.7	4	78.2	13
安徽	84.8	22	84.5	17	75.8	25
北京	84.2	23	93.2	2	82.4	1
陕西	84.0	24	86.6	9	76.1	21
新疆	82.4	25	74.0	30	78.9	7
河北	81.5	26	82.9	22	74.5	31
山西	81.1	27	82.0	24	76.0	24
天津	81.1	27	90.4	5	77.8	17
甘肃	80.9	29	81.5	26	75.4	27
山东	80.9	29	85.8	13	78.6	9
河南	79.2	31	85.3	15	74.8	29

进一步对比 2021 年各省区的空气质量指数及其对应的两个三级指标——PM 2.5 年均浓度和地级及以上城市达到国家二级标准天数比例及排名（见表 8-7）发现，空气质量指数与其下设的两个三级指标均有非常紧密的联系，且三者的排名情况大致对应。经过计算可知，空气质

量指数与 PM 2.5 年均浓度存在明显的负相关关系，相关系数为－0.93；空气质量指数与地级及以上城市达到国家二级标准天数比例存在明显的正相关关系，相关系数为 0.91。PM 2.5 年均浓度与地级及以上城市达到国家二级标准天数比例也呈现出一定的负相关关系，相关系数为－0.693。

表 8－7　2021 年空气质量指数及其下设指标与排名

省区	空气质量指数	排名	PM 2.5 年均浓度（µg/m³）	排名	地级及以上城市达到国家二级标准天数比例（%）	排名
西藏	95.0	1	12	1	99.8	1
海南	94.6	2	13	2	99.4	2
福建	91.8	3	22	3	99.2	3
云南	91.6	4	22	3	98.6	4
贵州	91.6	4	22	3	98.4	5
广东	90.3	6	22	3	92.5	12
浙江	90.1	7	24	8	94.4	10
黑龙江	89.6	8	26	9	94.8	9
吉林	89.4	9	26	9	94	11
内蒙古	89.3	10	23	7	89.6	16
广西	89.3	10	28	13	95.8	7
江西	89.0	12	29	14	96.1	6
上海	88.7	13	27	11	92	13
青海	88.1	14	32	16	95.6	8
宁夏	86.9	15	27	11	83.8	22
四川	86.8	16	31.8	15	89.5	17
湖南	86.2	17	35	20	91	14
重庆	85.8	18	35	20	89	18
湖北	85.5	19	34	19	86.7	20
辽宁	85.5	19	35	20	87.9	19

续表

省区	空气质量 指数	排名	PM 2.5 年均 浓度 （μg/m³）	排名	地级及以上 城市达到 国家二级 标准天数 比例（%）	排名
江苏	84.9	21	33	17	82.4	23
安徽	84.8	22	35	20	84.6	21
北京	84.2	23	33	17	79	25
陕西	84.0	24	35	20	80.93	24
新疆	82.4	25	36	25	74.6	26
河北	81.5	26	38.8	26	73.8	27
山西	81.1	27	39	27	72.1	28
天津	81.1	27	39	27	72	29
甘肃	80.9	29	55	31	90.2	15
山东	80.9	29	39	27	71.1	30
河南	79.2	31	45	30	70.1	31

全球 117 个国家约 6 000 个城市目前对空气质量进行了监测。2022 年，世界卫生组织空气质量数据库的调查数据显示，低收入和中等收入国家的人们接触室外空气污染的程度最高，其水平超过了世界卫生组织的空气质量限制。在这 117 个国家中，高收入国家中有 17%的城市的空气质量低于世界卫生组织关于直径等于或小于 2.5 微米（PM 2.5）或 10 微米（PM 10）颗粒物的空气质量指南。在低收入和中等收入国家，只有不到 1%的城市的空气质量达到了世界卫生组织建议的阈值。

8.2.2 PM 2.5 年均浓度

PM 2.5 又称细颗粒物，指环境空气中空气动力学当量直径小于等于 2.5 微米的颗粒物。它能较长时间悬浮于空气中，其在空气中含量浓度越高，就代表空气污染越严重。中国环境监测总站 2013 年 6 月印发的《PM 2.5 自动监测仪器技术指标与要求（试行）》（2013 年版）确定了 3 种 PM 2.5 的自动监测方法，分别是 β 射线加动态加热系统方法、β 射线加动态加热系统联用光散射方法和微量振荡天平加膜动态测量系统方法，24 小时连续自动监测空气质量。PM 2.5 年均浓度指年度监测数据的平均结果，由于浓度越低表示空气质量越好，因此该指标是一个负向指标。

2016 年我国 PM 2.5 年均浓度为 $47\mu g/m^3$，此后几年 PM 2.5 浓度逐年下降，到 2021 年我国 PM 2.5 年均浓度降至 $30\mu g/m^3$，已达到 2012 年 2 月中国环境保护部发布的《环境空气质量标准》中 PM 2.5 年均浓度限值小于等于 $35\mu g/m^3$ 的标准（见图 8 - 10）。

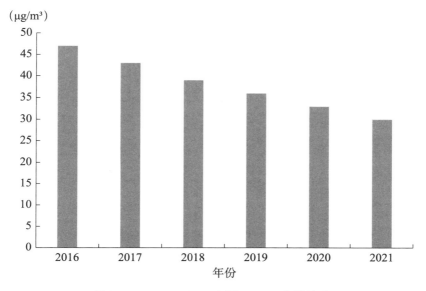

图 8 - 10　2016—2021 全国 PM 2.5 年均浓度

就 2021 年而言，全国 31 个省区的 PM 2.5 年均浓度见图 8 - 11。东

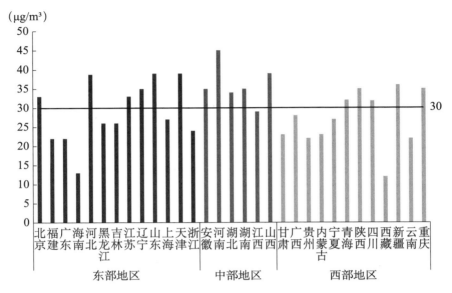

图 8 - 11　2021 年各省区 PM 2.5 年均浓度

部地区 PM 2.5 年均浓度最低的为海南省 （13μg/m³），最高的为山东省
和天津市 （39μg/m³）；中部地区 PM 2.5 年均浓度最低的为江西省
（29μg/m³），最高的为河南省 （45μg/m³）；西部地区 PM 2.5 年均浓度最
低的为西藏自治区 （12μg/m³），最高的为新疆维吾尔自治区 （36μg/m³）。
其中 PM 2.5 年均浓度最低的两个省区为西藏自治区和海南省，分别
来自西部地区和东部地区。西部地区的 PM 2.5 年均浓度整体水平低
于其他两个地区，可见空气污染的水平与城市工业化程度存在一定的
联系。

　　进一步分析 31 个省区 2019—2021 年 PM 2.5 年均浓度及排名 （见
表 8 - 8）可知，西藏自治区、海南省、云南省、福建省等地的 PM 2.5
年均浓度长期处于较低水平，而河南省、天津市、河北省、山东省的
PM 2.5 年均浓度一直较高。多数地区在 2019—2021 年间实现了 PM
2.5 年均浓度整体零增长或负增长。

表 8 - 8　2019—2021 年各省区 PM 2.5 年均浓度及排名

省区市	2019 年	排名	2020 年	排名	2021 年	排名
西藏	12	1	—	—	12	1
海南	16	2	13	1	13	2
云南	22	3	21	3	22	3
福建	24	4	18	2	22	3
甘肃	26	5	26	8	23	7
广东	27	6	22	5	22	3
内蒙古	27	6	27	10	23	7
贵州	27	6	22	5	22	3
黑龙江	28	9	28	11	26	10
浙江	29	10	25	7	24	9
吉林	32	11	31	13	26	10
宁夏	32	11	33	16	27	12
青海	33	13	21	3	32	17
广西	34	14	26	8	28	14
四川	34.4	15	31	13	31.8	16
上海	35	16	32	15	27	12
江西	35	16	30	12	29	15
重庆	38	18	33	16	35	21
辽宁	40	19	38	20	35	21
湖南	41	20	35	18	35	21
北京	42	21	38	20	33	18
湖北	42	21	35	18	34	20
江苏	43	23	38	20	33	18
安徽	46	24	39	23	35	21
新疆	47	25	47	28	36	26
山西	48	26	44	25	39	28
陕西	48	26	43	24	35	21
山东	50	28	46	27	39	28

续表

省区市	2019 年	排名	2020 年	排名	2021 年	排名
河北	50.2	29	44.8	26	38.8	27
天津	51	30	48	29	39	28
河南	59	31	52	30	45	31

将我国 2016—2019 年间的 PM 2.5 年均浓度数据与 6 个发达国家、4 个发展中国家进行对比（见表 8-9），可以发现，我国的 PM 2.5 年均浓度虽近年来有明显的下降，但仍处于较高水平，明显高于各发达国家；在发展中国家中，也只是略低于 PM 2.5 年均浓度最高的印度。

表 8-9 2016—2019 年世界各国 PM 2.5 年均浓度对比 单位：$\mu g/m^3$

国家		2016 年	2017 年	2018 年	2019 年
中国		47	43	39	36
发达国家	美国	7.54	7.96	8.13	7.18
	俄罗斯	8.71	8.38	9.22	8.88
	英国	10.19	10.09	10.07	9.52
	法国	11.24	11.29	11.23	10.46
	德国	11.66	11.78	11.7	10.73
	日本	12.54	11.89	10.87	10.84
发展中国家	巴西	12	14.86	11.15	10.94
	墨西哥	21.21	20.44	18.75	17.83
	南非	19.07	19.38	19.52	19.75
	印度	53	51.3	55.48	50.17

8.2.3 地级及以上城市达到国家二级标准天数比例

空气污染指数就是根据环境空气质量标准和各项污染物对人体健康、生态、环境的影响，将常规监测的几种空气污染物浓度简化成为单一的概念性指数值形式。空气污染指数的值可划分为 6 个等级，0～50、

51～100、101～150、151～200、201～300 和大于 300，对应国家空气质量标准中的一级至六级标准的污染物浓度限定数值，分别代表空气质量优、良、轻度污染、中度污染、重度污染和严重污染。地级及以上城市达到国家二级标准天数比例指的是在一个省级行政单位中，地级及以上城市的空气污染指数在 100 及以下的天数占测量周期总天数的比例。这一比例数值越高，代表该地区的整体空气质量越好。

2016—2021 年，全国地级及以上城市达到国家二级标准天数比例整体保持增长趋势，仅在 2016—2017 年出现了轻微的下降。2021 年全国地级及以上城市达到国家二级标准天数的比例达到 87.5%，可见当前我国地级以上城市在大多数时间都能够达到国家空气质量标准中的良好水平（见图 8 - 12）。

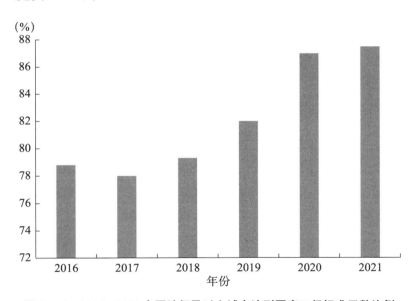

图 8 - 12　2016—2021 全国地级及以上城市达到国家二级标准天数比例

就 2021 年而言，全国 31 个省区的地级及以上城市达到国家二级标准天数比例见图 8 - 13。东部地区地级及以上城市达到国家二级标准天数比例最高的为海南省（99.4%），最低的为山东省（71.1%）；中部地区地级及以上城市达到国家二级标准天数比例最高的为江西省（96.1%），最低的为河南省（70.1%）；西部地区地级及以上城市达到国家二级标准天数比例最高的为西藏自治区（99.8%），最低的为新疆维吾尔自治区（74.6%）。其中地级及以上城市达到国家二级标准天数比例最高的两个省区为西藏自治区和海南省，分别来自西部地区和东部地区。整体而言，西部地区地级及以上城市达到国家二级标准天数比例指标评价结果优于其他两个地区。

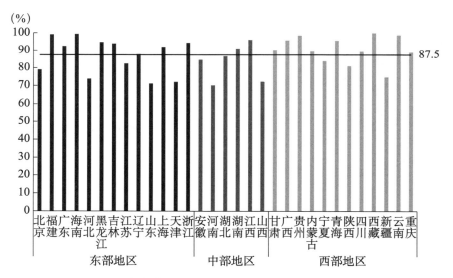

图 8 - 13　2021 年各省区地级及以上城市达到国家二级标准天数比例

进一步分析 2019—2021 年 31 个省区地级及以上城市达到国家二级标准天数比例及排名（见表 8 - 10）可知，西藏自治区、福建省、贵州省、云南省、海南省等地长期保持在较高水平，河南省、山东省、河北省、山西省等地的地级及以上城市达到国家二级标准天数比例长期落后于全国整体水平。2019—2021 年，我国大多数省区的地级及以上城市达到国家二级标准天数比例都呈现出上升趋势，其中河南省空气质量改善最为明显，地级及以上城市达到国家二级标准天数比例在 3 年间提升了 17.2 个百分点。此外，也有 5 个省区的地级及以上城市达到国家二级标准天数比例出现了下降，其中下降最明显的是天津市和江苏省，分别下降了 12.4 个百分点和 10.1 个百分点。

表 8 - 10　2019—2021 年各省区地级及以上城市达到国家二级标准天数
比例及排名

省区	2019 年	排名	2020 年	排名	2021 年	排名
西藏	99.6	1	99.4	2	99.8	1
福建	99.2	2	98.8	4	99.2	3
贵州	98.3	3	99.2	3	98.4	5
云南	98.1	4	98.8	4	98.6	4
海南	97.5	5	99.5	1	99.4	2
青海	96.1	6	97.2	7	95.6	8
黑龙江	93.3	7	92.9	12	94.8	9
甘肃	93.1	8	93.7	10	90.2	15
江苏	92.5	9	81	23	82.4	23
广西	91.7	10	97.7	6	95.8	7
广东	89.7	11	95.5	8	92.5	12
江西	89.7	11	94.7	9	96.1	6
内蒙古	89.6	13	90.8	15	89.6	16
吉林	89.3	14	89.8	17	94	11
四川	89.1	15	90.7	16	89.5	17
浙江	88.6	16	93.3	11	94.4	10
宁夏	87.9	17	85.1	20	83.8	22
重庆	86.6	18	90.98	14	89	18
上海	84.7	19	87.2	19	92	13
天津	84.4	20	66.9	31	72	29
湖南	83.7	21	91.7	13	91	14

续表

省区	2019 年	排名	2020 年	排名	2021 年	排名
辽宁	80.7	22	83.6	21	87.9	19
湖北	77.7	23	88.4	18	86.7	20
陕西	72.7	24	78.63	24	80.93	24
安徽	71.8	25	82.9	22	84.6	21
新疆	71.4	26	75.6	25	74.6	26
北京	65.8	27	75.4	26	79	25
山西	63.6	28	71.9	27	72.1	28
河北	61.9	29	69.9	28	73.8	27
山东	59.7	30	69.1	29	71.1	30
河南	52.9	31	66.94	30	70.1	31

8.3　水质及垃圾处理

8.3.1　二级指标分析

水质及垃圾处理是健康环境指标下的最后一个二级指标，衡量了我国的地表水质量和垃圾无害化处理程度。首先，地表水质量关系到我国居民生活用水的质量，水是生命之源，居民的生活必然离不开水，因此居民的生命健康与生活用水的质量息息相关。其次，垃圾是人类日常生活和生产中产生的固体废弃物，由于排出量大，成分复杂多样，且具有污染性、资源性和社会性，需要无害化、资源化、减量化和社会化处理，如不能妥善处理，就会污染环境、浪费资源、破坏生产生活安全，因此垃圾无害化处理水平也关系到居民的生活安全和生活质量。

2016—2021 年，全国水质及垃圾处理指数持续提高，从 2016 年的 86.8 提高至 2021 年的 92.0，表明我国水体清洁程度和垃圾处理水平近年来持续提升，水污染治理和垃圾处理工艺改进措施成效显著（见图 8 - 14）。

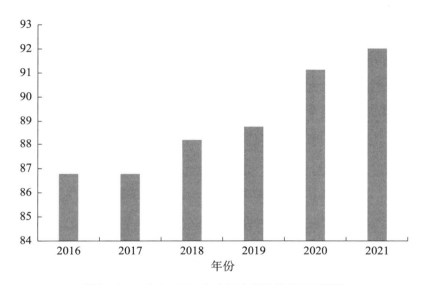

图 8 - 14　2016—2021 年全国水质及垃圾处理指数

2021 年全国各地区水质及垃圾处理指数的统计数据见图 8 - 15。东部地区水质及垃圾处理指数最高的为福建省（94.4），最低的为天津市（83.3）；中部地区水质及垃圾处理指数最高的为湖南省（94.4），最低的为山西省（89.0）；西部地区水质及垃圾处理指数最高的为西藏自治区（94.8），最低的为内蒙古自治区（87.5）。除天津市以外，其他 30 个省区的水质及垃圾处理指数均在 85 以上。其中排名第一的为西藏自治区，来自西部地区；排名并列第二的是福建省、湖南省和广西壮族自治区，分别来自三个地区。我国各地区的水质及垃圾处理水平相当，西部地区的整体水平略高于其他两个地区。

对比 2021 年各省区水质及垃圾处理指数、国民健康水平指数和国民健康因素指数（见表 8 - 11），可以看出，我国水质及垃圾处理指数与

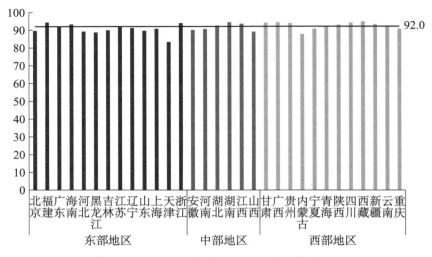

图 8-15   2021 年各省区水质及垃圾处理指数

国民健康因素指数和国民健康因素指数存在一定相关关系。

表 8-11   2021 年水质及垃圾处理指数、国民健康水平指数、国民健康因素指数及排名

省区	水质及垃圾处理指数	排名	国民健康水平指数	排名	国民健康因素指数	排名
西藏	94.8	1	64.5	31	79.4	4
福建	94.4	2	90.0	6	79.1	6
广西	94.4	2	85.3	15	78.1	15
湖南	94.4	2	86.4	10	75.7	26
四川	94.1	5	83.5	21	77.4	20
甘肃	94.1	5	81.5	26	75.4	27
浙江	93.9	7	91.5	3	78.1	15
贵州	93.9	7	82.3	23	78.4	11
江西	93.6	9	86.1	11	78.4	11
海南	93.2	10	83.9	18	79.9	3
新疆	93.2	10	74.0	30	78.9	7
陕西	93.0	12	86.6	9	76.1	23

续表

省区	水质及垃圾处理指数	排名	国民健康水平指数	排名	国民健康因素指数	排名
湖北	92.5	13	85.4	14	78.2	21
云南	92.3	14	81.4	27	74.7	30
江苏	92.1	15	90.7	4	78.2	13
青海	92.1	15	75.7	29	76.1	21
广东	92.1	15	89.9	7	77.6	18
辽宁	91.2	18	85.9	12	77.5	19
上海	90.7	19	93.6	1	80.8	2
宁夏	90.6	20	80.1	28	78.7	8
河南	90.6	20	85.3	15	74.8	29
重庆	90.6	20	87.2	8	79.2	5
安徽	90.1	23	84.5	17	75.8	25
吉林	89.9	24	83.6	19	76.1	21
北京	89.6	25	93.2	2	82.4	1
山东	89.6	25	85.8	13	78.6	9
河北	89.2	27	82.9	22	74.5	31
山西	89.0	28	82.0	24	76.0	24
黑龙江	88.7	29	82.0	24	78.6	9
内蒙古	87.5	30	83.6	19	75.1	28
天津	83.3	31	90.4	5	77.8	17

　　进一步对比 2021 年各省区的水质及垃圾处理指数及其对应的两个三级指标——地表水质量达到或好于Ⅲ类水体比例和城镇生活垃圾无害化处理率的排名情况（见表 8－12）发现，水质及垃圾处理指数与地表水质量达到或好于Ⅲ类水体比例存在明显的正相关关系，相关系数为0.99。由于大多数省区的城镇生活垃圾无害化处理率都已达到 100%，城镇生活垃圾无害化处理率与其他两个指标都没有呈现出明显的相关性。

表 8 - 12　2021 年水质及垃圾处理指数及其下设指标与排名

省区	水质及垃圾处理指数	排名	地表水质量达到或好于Ⅲ类水体比例（%）	排名	城镇生活垃圾无害化处理率（%）	排名
西藏	94.8	1	100	1	99.7	28
福建	94.4	2	97.3	3	100	1
广西	94.4	2	97.3	3	100	1
湖南	94.4	2	97.3	3	100	1
四川	94.1	5	96.1	6	100	1
甘肃	94.1	5	95.9	7	100	1
浙江	93.9	7	95.2	8	100	1
贵州	93.9	7	97.7	2	99	30
江西	93.6	9	93.6	9	100	1
海南	93.2	10	92.2	10	100	1
新疆	93.2	10	92.2	10	100	1
陕西	93.0	12	91	12	100	1
湖北	92.5	13	88.7	14	100	1
云南	92.3	14	87.7	16	100	1
江苏	92.1	15	87.1	17	100	1
青海	92.1	15	88.7	14	99.4	29
广东	92.1	15	86.9	18	100	1
辽宁	91.2	18	83.3	19	99.8	27
上海	90.7	19	80.6	20	100	1
宁夏	90.6	20	80	21	100	1
河南	90.6	20	79.9	22	100	1
重庆	90.6	20	89.3	13	96.6	31
安徽	90.1	23	77.3	23	100	1
吉林	89.9	24	76.6	24	100	1
北京	89.6	25	75.2	25	100	1
山东	89.6	25	75.2	25	100	1

续表

省区	水质及垃圾处理指数	排名	地表水质量达到或好于Ⅲ类水体比例（%）	排名	城镇生活垃圾无害化处理率（%）	排名
河北	89.2	27	73	27	100	1
山西	89.0	28	72.3	28	100	1
黑龙江	88.7	29	70.4	29	100	1
内蒙古	87.5	30	65	30	99.9	26
天津	83.3	31	41.7	31	100	1

8.3.2　地表水质量达到或好于Ⅲ类水体比例

水质标准是国家、部门或地区规定的各种用水或排放水在物理、化学、生物学性质方面所应达到的要求。它是在水质基准基础上产生的具有法律效力的强制性法令，是判断水质是否适用的尺度，是水质规划的目标和水质管理的技术基础。对于不同用途的水质，有不同的要求，从而根据自然环境、技术条件、经济水平、损益分析，制定出不同的水质标准。《地表水环境质量标准》（GB 3838‐2002）依据地面水使用目的和保护目标，将中国地表水分为五大类，其中Ⅲ类主要适用于集中式生活饮用水地表水源地二级保护区、鱼虾类越冬、洄游通道、水产养殖区等渔业水域及游泳区。

地表水质量达到或好于Ⅲ类水体比例是达到Ⅲ类标准及以上地表水体积与区域地表水体积的比例，代表了能够满足集中式生活饮用水最低要求的水体占所有水体的比例。2016—2021 年，全国地表水质量达到或好于Ⅲ类水体比例持续上升，从 2016 年的 67.8% 上升至 2021 年的 87%，增长率为 28.3%（见图 8‐16）。

就 2021 年而言，全国 31 个省区的地表水质量达到或好于Ⅲ类水体

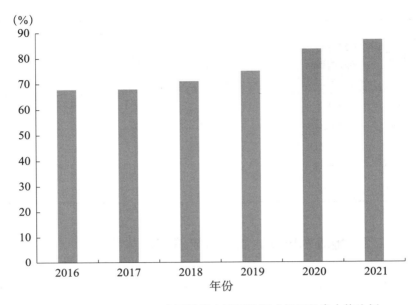

图 8-16 2016—2021 全国地表水质量达到或好于Ⅲ类水体比例

比例见图 8-17。东部地区地表水质量达到或好于Ⅲ类水体比例最高的为福建省（97.3%），最低的为天津市（41.7%）；中部地区地表水质量达到或好于Ⅲ类水体比例最高的为湖南省（97.3%），最低的为山西省（72.3%）；西部地区地表水质量达到或好于Ⅲ类水体比例最高的为西藏自治区（100%），最低的为内蒙古自治区（65%）。其中地表水质量达到或好于Ⅲ类水体比例最高的两个省区为西藏自治区和贵州省，都来自西部地区。可以明显看出，西部地区地表水质量整体优于中部地区和东部地区。同时东部地区各省区之间的指标评价结果差异较大，天津市明显落后于全国平均水平。

进一步分析 2019—2021 年 31 个省区地表水质量达到或好于Ⅲ类水体比例及排名（见表 8-13）可知，西藏自治区长期以来水质条件优良，早在 2019 年所有地表水水体均已达到或好于Ⅲ类水体标准。上海市的地表水质量在三年间有了明显的提升，从 2019 年的 48.3%（第 31 名）

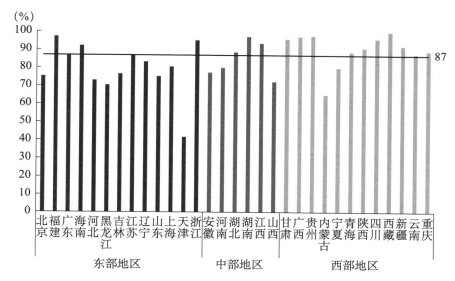

图 8 - 17 2021 年各省区地表水质量达到或好于 Ⅲ 类水体比例

提升至 2021 年的 80.6％（第 20 名）。而天津市的地表水质量却呈现出一定程度的下降，从 2019 年的 64.3％（第 24 名）下降至 2021 年的 41.7％（第 31 名）。

表 8 - 13　2019—2021 年各省区地表水质量达到或好于 Ⅲ 类水体比例及排名

省区	2019 年	排名	2020 年	排名	2021 年	排名
西藏	100	1	100	1	100	1
青海	98.4	2	100	1	88.7	14
四川	96.6	3	95.4	9	96.1	6
福建	96.5	4	96	7	97.3	3
广西	96.2	5	99	3	97.3	3
湖南	95.4	6	95.9	8	97.3	3
贵州	95.3	7	97.1	6	97.7	2
甘肃	94.7	8	98.5	4	95.9	7
海南	93	9	90.1	15	92.2	10
江西	92.4	10	94.7	10	93.6	9

续表

省区	2019 年	排名	2020 年	排名	2021 年	排名
浙江	91.4	11	94.6	11	95.2	8
湖北	91.1	12	93.9	12	88.7	14
重庆	87.8	13	97.2	5	89.3	13
新疆	84.9	14	86.5	17	92.2	10
云南	83.3	15	86.4	18	87.7	16
广东	80.4	16	86.3	19	86.9	18
江苏	77.9	17	87.5	16	87.1	17
吉林	77.71	18	79.5	20	76.6	24
陕西	77.6	19	92	14	91	12
安徽	72.8	20	76.3	22	77.3	23
河南	68.1	21	77.7	21	79.9	22
北京	67.17	22	53.67	31	75.2	25
黑龙江	66.1	23	74.2	24	70.4	29
天津	64.3	24	55	30	41.7	31
内蒙古	63.5	25	58.3	29	65	30
辽宁	61.6	26	74.4	23	83.3	19
河北	58.65	27	65.24	28	73	27
山西	57	28	65.3	27	72.3	28
宁夏	56.4	29	93.3	13	80	21
山东	50.8	30	73.5	26	75.2	25
上海	48.3	31	74.1	25	80.6	20

8.3.3 城镇生活垃圾无害化处理率

生活垃圾无害化处理是指在处理生活垃圾过程中采用先进的工艺和科学的技术，降低垃圾及其衍生物对环境的影响，减少废物排放，实现资源回收利用，达到不污染周围环境且不危害人体健康的目的的过程。

当前垃圾无害化处理的工艺主要有卫生填埋、焚烧处理和堆肥三种。城镇生活垃圾无害化处理率指报告期城镇生活垃圾无害化处理量与生活垃圾产生量的比率。在统计上，由于生活垃圾产生量不易取得，因此可用清运量代替。计算公式为：城镇生活垃圾无害化处理率＝城镇生活垃圾无害化处理量/城镇生活垃圾产生量×100％。

2016—2021 年全国城镇生活垃圾无害化处理率整体呈现上升趋势，仅在 2018—2019 年间出现了小幅下降，随后又在 2020 年实现回升，并超过 2018 年的水平，实现连续增长（见图 8 - 18）。

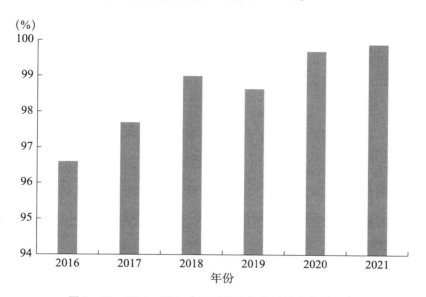

图 8 - 18　2016—2021 全国城镇生活垃圾无害化处理率

就 2021 年而言，全国大多数省区的城镇生活垃圾无害化处理率均已达到 100％，仅 6 个省区没有完全实现城镇生活垃圾无害化处理。其中，除重庆市城镇生活垃圾无害化处理率为 96.6％以外，其余省区均已达到 99％及以上，分别是贵州省 99％，青海省 99.4％，西藏自治区 99.7％，辽宁省 99.8％，内蒙古自治区 99.9％。可见，我国城镇生活垃圾无害化处理水平整体很高，同时东部地区和中部地区的表现略优于西部地区（见图 8 - 19）。

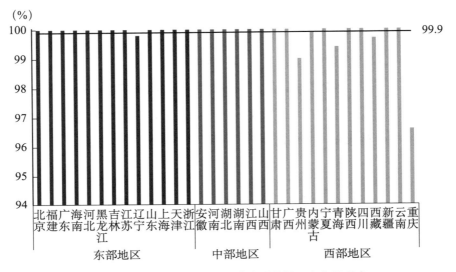

图 8 - 19　2021 年各省区城镇生活垃圾无害化处理率

进一步观察 2019—2021 年的具体数据可知，在 2019 年我国有 14 个省区实现了 100％的城镇生活垃圾无害化处理，在 2020 年共有 20 个省区完全实现了城镇生活垃圾无害化处理，到 2021 年已有 25 个省区能够完全实现城镇生活垃圾无害化处理，数量逐年增长（见表 8 - 14）。其中，一直落后的重庆市也在不断提高其城镇生活垃圾无害化处理率，从 2019 年的 88.8％提升至 2021 年的 96.6％，在向实现城镇生活垃圾完全无害化处理方面不断进步。

表 8 - 14　2019—2021 年各省区城镇生活垃圾无害化处理率及排名

省区	2019 年	排名	2020 年	排名	2021 年	排名
北京	100	1	100	1	100	1
广东	100	1	99.9	21	100	1
海南	100	1	100	1	100	1

续表

省区	2019 年	排名	2020 年	排名	2021 年	排名
江苏	100	1	100	1	100	1
上海	100	1	100	1	100	1
天津	100	1	100	1	100	1
浙江	100	1	100	1	100	1
安徽	100	1	100	1	100	1
湖北	100	1	100	1	100	1
湖南	100	1	100	1	100	1
江西	100	1	100	1	100	1
山西	100	1	100	1	100	1
甘肃	100	1	100	1	100	1
广西	100	1	100	1	100	1
福建	99.9	15	100	1	100	1
山东	99.9	15	100	1	100	1
宁夏	99.9	15	100	1	100	1
内蒙古	99.8	18	99.9	21	99.9	26
四川	99.8	18	100	1	100	1
云南	99.8	18	100	1	100	1
河南	99.7	21	99.9	21	100	1
陕西	99.7	21	99.9	21	100	1
河北	99.4	23	100	1	100	1
辽宁	99.4	23	99.5	27	99.8	27
西藏	98.3	25	99.6	26	99.7	28
贵州	96.6	26	97.8	30	99	30
青海	96.3	27	99.3	28	99.4	29
新疆	96.3	27	99.1	29	100	1
黑龙江	95.5	29	99.9	21	100	1
吉林	90.2	30	100	1	100	1
重庆	88.8	31	93.8	31	96.6	31

8.4　本章小结

从时间维度来看，无论是植被绿化、空气质量还是水质及垃圾处理，近年来都呈现出稳步提高的趋势。2016—2021年间，我国健康环境建设稳步推进，整体的环境健康水平不断提升，人民的生活环境不断改善。

在地区之间的对比中发现，2021年我国西部地区的整体环境质量优于中部地区和东部地区。就植被绿化而言，东部地区的植被绿化指数得分超过全国平均水平的省区更多，植被绿化情况略优于中部地区和西部地区，并且东部地区的优势主要体现在建成区绿化覆盖率方面。在人均公园绿地面积方面，西部地区的整体情况明显优于东部地区和中部地区。就空气质量而言，近年来我国空气污染治理和节能减排措施实施效果显著，空气质量持续改善，同时由于工业化开发程度的不同，对空气污染治理的重视程度和能力不同，各地区的空气质量水平存在一定的差异。整体而言，西部地区的空气质量最佳，东部地区次之，中部地区稍微落后于其他两个地区。就水质及垃圾处理而言，我国各地区的水质及垃圾处理均已达到相当高的水平，尤其是在城镇生活垃圾无害化处理率方面。截至2021年，我国31个省区中已有25个实现了100％城镇生活垃圾无害化处理。综合地表水质量达到或好于Ⅲ类水体比例这一指标进行评估，西部地区整体的水质及垃圾处理水平略高于其他两个地区。

第 9 章

基于网络舆情的国民健康分析

9.1　基于网络舆情的测度方法

度量国民的健康状况，不仅需要各种客观的指标数据，也需要获取国民对健康相关话题的主观表达。社交媒体等平台上关于健康的言论，能够在一定程度上反映人们的健康意识；有时，人们在网络上发布图文，以疏解生活中积攒的情绪，这些内容能够反映人们的负面心理情况。探索国民健康发展情况的一个重要方面就是分析相关的舆论信息，从中获取大众的健康意识与负面心理的状况。大众以网络为载体，对事件或话题发表观点看法、表达情感态度，并完成传播与互动。以网络媒体平台为媒介载体的舆情表达与传播方便获取、信息保真率高。故而本章采用爬取网络媒体平台上舆情信息的方法获取数据，借此来反映国民的健康情况。

具体来说，本章将采用文本分析与舆情指数构建的方法来研究国民的健康意识和负面心理状况。对于国民健康意识的研究将基于"健康意识"这一中心词展开，对于国民负面心理状况的研究将基于"自杀""焦虑""抑郁"这三个中心词展开。下面以"健康意识"为例介绍具体的研究方法。对于文本分析的部分，首先以"健康意识"为中心词，从网络媒体平台爬取相关的文本数据，然后通过绘制词云图、建立主题模型等方法，对国民健康意识相关文本背后的信息内容进行挖掘，以反映国民的健康意识状况。对于舆情指数的构建，将基于"健康意识"构建关键词词典，然后通过各个关键词的百度指数建立舆情指数指标，以量化地反映国民历年的健康意识情况并关注省际区别。整个分析框架可以分为 4 个步骤：（1）收集网络舆情数据；（2）构建词向量；（3）确定舆情词典；（4）构建舆情指数。图 9-1 是网络舆情指数构建流程图。下面将对各步骤进行详细介绍。

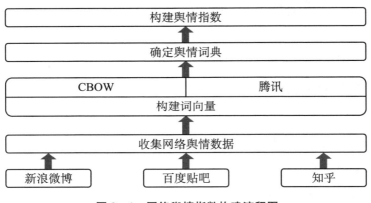

图 9-1　网络舆情指数构建流程图

9.1.1　收集网络舆情数据

首先收集网络舆情数据，获得国民健康意识初步认知。我国主流的、影响力较大的媒体平台主要可以分为社交类、问答类、自媒体类与视频类。考虑到本章主要采用文本数据，因此视频类的媒体平台不符合所需数据类型，不予考虑。在前三类中，我们从非熟人社交类型的媒体平台中进行选择。其中新浪微博（下面简称微博）、百度贴吧与知乎都是较为知名并且用户活跃度与影响力都较高的优质网络媒体平台。微博自 2009 年推出，成为门户网站中第一家提供微博服务的网络平台，月活用户高达 6 亿，日活用户达 2.5 亿。微博提供"话题"功能，以供对话题有共同兴趣的人集合在一起，集中产出内容，打造圈子生态。百度贴吧是一种基于关键词的主题交流社区，与搜索紧密结合。贴吧的社区模式，便于同一话题下相关的帖子聚集，形成内容生态。知乎是一个中文互联网高质量问答社区。截至 2020 年年底，知乎平台上总问题数超过 4 400 万条，总回答数超过 2.4 亿条。知乎的问答功能为我们关注的国民健康意识话题提供了一个良好的舆论数据来源。基于以上考虑，我们选择互联网三大媒体平台——微博、百度贴吧、知乎来作为构建健康意识舆情词典的文本数据来源。

9.1.2　构建词向量

接下来，我们对从三个平台爬取的文本内容进行合并。为了构造国民健康意识指数，我们需要构建与健康意识相关的关键词词典，即找到与"健康意识"密切相关的词。为此，需要衡量各个不同的词与中心词"健康意识"的相关性。为了计算词与词的相关性，我们采用词向量（word embedding）的方法，即将每个词表示为一个向量。这是一种成熟的自然语言处理方法，广泛应用于机器学习、深度学习领域，以及自然语言处理相关的研究中，其可以用来很好地度量词与词之间的相关性。本章将采取两种方法构建词向量。

方法一，训练连续词袋模型生成词向量。连续词袋（continuous bag of words，CBOW）模型是一种经典的词向量模型。它基于大量非结构化文本，将文本的向量特征设置为网络的参数矩阵，通过训练网络输出其他词出现在中心词（即"健康意识"）周围的概率。输出词的概率乘积越大，说明输出词与中心词越相关。最终使用 CBOW 词向量模型输出距离中心词"健康意识"最近的 200 个词。

方法二，使用腾讯预训练词向量。腾讯预训练词向量提供了 800 多万中文词条的词向量结果，涵盖的词和短语非常丰富，准确率较高。故除 CBOW 外，本章还使用腾讯预训练词向量模型训练出距离中心词"健康意识"相近的词语。

9.1.3 确定舆情词典

百度指数是以百度海量网民行为数据为基础的数据分析平台，是当前互联网最重要的统计分析平台之一，其主要的功能包括基于单个词的趋势研究、舆情管家、人群画像，基于行业的整体趋势、地域分布、人群属性、搜索时间特征等。本章使用百度指数平台辅助构建健康意识词典，将上一步得到的与中心词"健康意识"相关性较强的词放入百度指数平台进行搜索，检验是否能够搜索到它们的百度指数记录。在搜索时，选择性地采用将相近词与"健康意识"结合成一个"长词组"的方式，以增强最终构建的舆情词典与中心词"健康意识"的相似度。

进一步在省际维度上确认词典构成，在百度指数平台上爬取我国 2016—2021 年共 6 年 31 个省区每天对所有关键词的搜索量，并整理汇总为 31 个省区每年对所有关键词的日均搜索量。如果发现有些词在很多省区的搜索量为 0，就将这些词删除，剩下的关键词以及中心词就是最终使用的舆情词典。

9.1.4 构建舆情指数

将 31 个省区在 2016—2021 年的所有关键词的日均百度指数进行汇总，按照以下方法计算各省区每年的健康意识舆情指数。

（1）基于腾讯预训练词向量计算第 i 个关键词与中心词"健康意识"的相似度 s_i，即两个词向量的 Pearson 相关系数。

（2）关联程度、搜索热度综合求权。记 α_i 为第 i 个关键词在 2016—2021 年的日均百度指数；j 省区在 y 年的人口数为 $p_{j,y}$（万人）；各省区各年的人均日均搜索量为：

$$f_{i,j,y} = \frac{\alpha_i}{p_{j,y}}$$

用 $f_{i,j,y}$ 修正文本相似度得到矫正权重：

$$w_{i,j,y} = \frac{f_{i,j,y}\, s_i}{\displaystyle\sum_{i=1}^{36} f_{i,j,y}\, s_i}$$

式中，除以各年各省区人口数是为了消除各省区之间网民基数的差异。

（3）将搜索指数全部看作正向指标，数值越大，舆情讨论热度越高。采用功效系数法线性加权得到各省区历年的舆情得分：

$$\text{Index}_{j,y} = \sum_{i=1}^{36}\left\{\left[\frac{f_{i,j,y} - \min(f_{i,j,y})}{\max(f_{i,j,y}) - \min(f_{i,j,y})} \times 40 + 60\right] w_{i,j,y}\right\}$$

基于 2016 年的各省区人均日均关键词搜索量计算舆情得分有利于后续比较 2016—2021 年间健康意识舆情指数的变化趋势。

（4）剔除互联网用户基数增长带来的舆情变化因素，对上述舆情得分进行修正。记 u_y 为 y 年的互联网普及率（具体数值见附表 1），U_y 为 y 年的互联网普及率发展速度，即 $U_y = u_y / u_{y-1}$。修正后得到 j 省区 y 年的健康意识舆情指数：

$$\widetilde{\text{Index}_{j,y}} = \frac{\text{Index}_{j,y}}{U_y}$$

9.2　国民健康意识情况分析

9.2.1　网络舆情数据的采集与分析

首先从百度贴吧、微博和知乎三大互联网社交平台爬取国民健康意识相关的网络数据。爬取百度贴吧有关"健康意识"的发帖，共得到发帖 1 834 条，经数据清洗后得到有效发帖 1 408 条；爬取微博上有关"健康意识"的话题（如"当代年轻人健康意识更高了吗""大学生如何提高健康管理意识""中国老百姓健康意识薄弱"等）的发帖和评论共882 条数据，经数据清洗后得到有效发帖及评论 879 条；知乎上有关"健康意识"的问答经清洗后共得到 670 条数据。

将所有文本进行分词等预处理后提取高频词并制作词云图，如图 9 - 2 所示。从词云图可以看出，在健康意识方面，相较于出现较少的心理健康意识，网民对身体健康的关注和讨论更胜一筹，尤其在日常膳食、养生保健、医疗保障、体育运动等方面，相关词语出现的频率较高。这说明我国国民对身体健康有了较为全面和广泛的认识，但对心理健康的了解和维护可能比较匮乏，需要进一步加强对心理健康知识的科普与宣传。

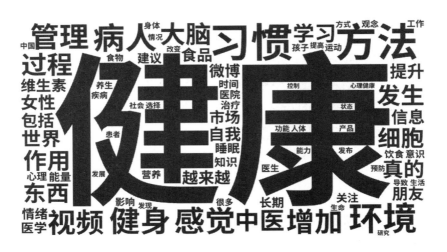

图 9 - 2 健康意识相关文本词云图

接下来将利用 LDA（Latent Dirichlet Allocation）主题模型，通过

整体分析百度贴吧、微博和知乎的健康意识相关文本数据，挖掘出人们关注的健康意识主题内容。为此，我们首先将百度贴吧、微博和知乎有关健康意识的所有文本数据进行合并，并作为整体对其进行数据清洗，然后对所有文本数据建立主题模型，得出每条文本对应的"文档-主题"分布以及每个主题对应的"主题-词语"分布，最后根据每个主题下出现的高概率词情况，概括出主题的含义。

设定主题数为 100，训练 LDA 主题模型。由于文本数据中具有较多噪声，因此在得到的 100 个主题中仅有 21 个具有较为明确含义的。通过观察发现，可将 21 个主题归纳总结并分为三类：对健康意识的认知与理解（6 个）、影响健康意识的因素（8 个）、饮食方面的健康意识（7 个）。根据每一类中包含主题的高概率词绘制词云图（如图 9-3 所示），词语所占的权重（即概率）越高，该词在词云图中就越大。

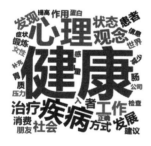 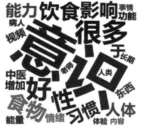 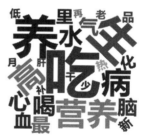

对健康意识的认知与理解　　影响健康意识的因素　　饮食方面的健康意识

图 9-3　三类主题的词云图

从三类主题的词云图中可以发现，大家对健康非常关注，并且会从包括生活节奏、饮食、锻炼、医疗、情绪、养生等各个方面关心自身健康。通过观察第一类主题的词云图可以发现"健康"占有非常大的比重。除此之外，心理、疾病、观念、工作、治疗等词语出现的概率也较高，这说明国民对健康的认识和理解角度丰富多样。从第二类主题中可以看出"意识"位居前列，饮食、食物、影响、中医、习惯、能力、人体等词出现的概率也很高，这说明国民的健康意识主要是从经济、文化和运动层面来培养的，缺乏对健康的认识论层面的理解，认识较为片面。在第三类主题中，"吃"是出现概率最高的词，从中可以看出"民以食为天"的中国传统，这说明国民对养生和保健非常重视，可从养生、营养、病、喝水、心脑、血等主题词看出。

9.2.2 构造关键词词典

基于图 9 - 1 介绍的网络舆情指数构建方法，根据上节收集到的文本数据，构建以"健康意识"为中心词的关键词词典。对从各平台收集的文本数据进行分词处理并统计词频，部分统计结果见表 9 - 1。

表 9 - 1 三大平台"健康意识"高频词情况

微博分词结果	微博分词词频	百度贴吧分词结果	百度贴吧分词词频	知乎分词结果	知乎分词词频
健康	1 505	健康	4 015	健康	1 895
生活	457	观念	875	意识	793
养生	453	意识	872	身体	609
身体	190	生活	723	运动	595
营养	137	身体	659	吃	522
食物	124	疾病	570	治疗	495
科普	120	人体	476	心理	434
运动	114	营养	424	时间	432
饮食	107	产品	418	医生	387
作用	99	问题	334	研究	338

从词频结果可以看出，在健康意识方面，微博用户更关注养生与营养的话题；知乎用户则从更专业的角度关注及分析健康和健康意识的相

关内容；百度贴吧用户更关注解决健康问题以及注重养生。使用 CBOW 词向量与腾讯预训练词向量，输出与中心词"健康意识"距离最近的关键词，然后将这些词分别输入百度指数平台检索，以筛选出有记录的词语，最终使用的关键词如表 9－2 所示。

表 9－2 "健康意识"关键词词典

健康	保健	预防	健身
养生	卫生	保障	保险
自我保健	食品安全	抑郁	自我评价
烦躁	恐惧	愤怒	失恋
紧张	心理压力	压力	悲伤
强迫症	情绪	平静	乐观
健康生活	身体健康	疾病	人体
营养健康	健康产品	提高免疫力	治疗
健康养生	空气质量	食品健康	食物
健康常识	运动	科普	饮食健康
中医健康养生	健康知识		

9.2.3 网络舆情指数的构建与分析

在百度指数平台上收集上述所有关键词在 2016—2021 年期间我国 31 个省区的日均搜索量，然后分省区构建健康意识网络舆情指数，并对健康意识网络舆情指数进行省际分布的展示、比较和分析。图 9－4 为 2016 年我国 31 个省区的健康意识网络舆情指数情况，其中可以看到东部地区平均指数（69.29）高于全国平均水平（66.17），西部地区（65.66）和全国平均水平相当，中部地区（60.41）低于全国平均水平。具体而言，东部地区的北京市（94.06）、天津市（82.89）、上海市（80.83）、海南省（79.79）、吉林省（67.55）5 个省区高于全国平均水平；西部地区的宁夏回族自治区（76.17）、青海省（73.92）、西藏自治区（70.07）、内蒙古自治区（66.96）4 个省区高于全国平均水平；中部地区均低于全国平均水平，其中河南省（57.93）是全国最低的。从2016 年的指数数据可以推断，东部地区国民健康意识最强，西部地区次之，中部地区国民健康意识稍弱，其中河南省国民健康意识最为薄弱。

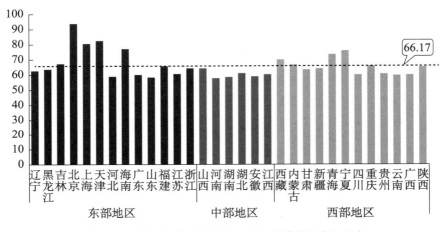

图 9 - 4　2016 年我国健康意识网络舆情指数省际分布

　　图 9 - 5 为 2017 年我国 31 个省区的健康意识网络舆情指数情况。总体来看，全国平均指数为 67.83，相比 2016 年的全国平均指数 66.17 增加了 1.66；东部地区平均指数为 70.43，相比上年增加了 1.14，仍旧高于全国平均水平；西部地区平均指数为 68.06，相比上年增加了 2.40，略高于全国平均水平；中部地区指数为 61.76，相比上年增加了 1.35，依旧略低于全国平均水平。具体而言，东部地区的北京市（94.45）、天津市（84.28）、上海市（82.10）、海南省（80.17）、吉林省（69.24）5个省区高于全国平均水平，且相比上年均有所提高；西部地区的宁夏回族自治区（79.76）、青海省（79.20）、西藏自治区（77.15）、重庆市（69.37）、内蒙古自治区（68.39）5 个省区均高于全国平均水平，且相

比上年均有所提高；中部地区均低于全国平均水平，其中河南省
（59.12）是全国最低的。从 2017 年的指数数据可以推断，全部省区相
比 2016 年均有所增加，依旧是东部地区最具有健康意识，西部地区次
之，中部地区健康意识稍弱。

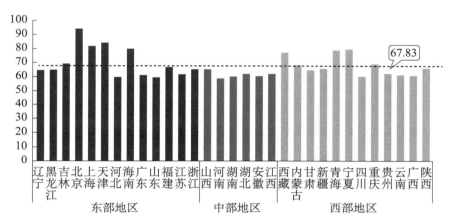

图 9-5　2017 年我国健康意识网络舆情指数省际分布

　　图 9-6 为 2018 年我国 31 个省区的健康意识网络舆情指数情况。总
体来看，全国平均指数为 67.37，比 2017 年的全国平均指数 67.83 降低
了 0.46；东部地区指数为 69.76，相比上年降低了 0.67，仍旧高于全国
平均指数；西部地区指数为 67.99，相比上年降低了 0.07，略高于全国
平均指数；中部地区指数为 60.95，相比上年降低了 0.81，依旧略低于
全国平均水平。具体而言，东部地区的北京市（93.74）、天津市
（83.77）、海南省（81.87）、上海市（80.88）、吉林省（68.19）5 个省
区高于全国平均水平，除海南省外，相比上年均有所降低；西部地区的
青海省（83.75）、宁夏回族自治区（82.23）、西藏自治区（77.62）、内
蒙古自治区（67.98）4 个省区均高于全国平均水平；中部地区均低于全
国平均水平，其中河南省（58.12）是全国中最低的。从 2018 年的数据

可以推断，相比 2017 年，2018 年全国平均指数有所下降，仅有小部分省区增长；依旧是东部地区最具有健康意识，西部地区次之，中部地区的健康意识稍弱。

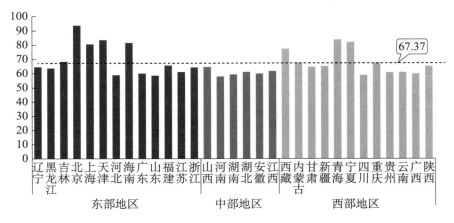

图 9-6 2018 年我国健康意识网络舆情指数省际分布

图 9-7 为 2019 年我国 31 个省区的健康意识网络舆情指数情况。总体来看，全国平均指数为 65.30，相比 2018 年的全国平均指数 67.37 降低了 2.07；东部地区平均指数为 67.44，相比上年降低了 2.32，仍旧高于全国平均水平；西部地区平均指数为 65.91，相比上年降低了 2.08，略高于全国平均水平；中部地区指数为 59.45，相比上年降低了 1.50，依旧略低于全国平均水平。具体而言，东部地区的北京市（87.76）、天津市（80.64）、海南省（79.69）、上海市（77.43）、吉林省（68.19）5 个省区均高于全国平均水平；西部地区的宁夏回族自治区（80.04）、青海省（78.59）、西藏自治区（74.31）、内蒙古自治区（65.87）4 个省区均高于全国平均水平；中部地区均低于平均水平，其中河南省（56.56）是全国最低的。从 2019 年的数据可以推断，相比 2018 年，2019 年全国平均指数有所下降，且绝大多数省区指数数值降低。

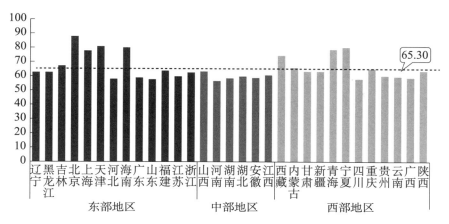

图 9 - 7　2019 年我国健康意识网络舆情指数省际分布

图 9 - 8 为 2020 年我国 31 个省区的健康意识网络舆情指数情况。总体来看，全国平均指数为 64.66，相比 2019 年的全国平均指数 65.30 降低了 0.64；东部地区平均指数为 66.44，相比上年降低了 1.00，仍旧高于全国平均水平；西部地区平均指数为 65.51，相比上年降低了 0.40，略高于全国平均水平；中部地区平均指数为 59.11，相比于上年降低了 0.34，依旧略低于全国平均水平。具体而言，东部地区的北京市（84.96）、天津市（79.32）、海南省（77.88）、上海市（74.98）、吉林省（65.76）5 个省区均高于全国平均水平；西部地区的青海省（79.21）、宁夏回族自治区（78.73）、西藏自治区（75.74）、内蒙古自治区（65.56）4 个省区均高于全国平均水平；中部地区均低于全国平均水平，其中河南省（56.00）是全国最低的。从 2020 年的数据可以推断，相比 2019 年，2020 年的全国平均指数有所下降，仅个别省区指数数值有所上升；东部地区、西部地区、中部地区的情况和之前一致。

图 9 - 9 为 2021 年我国 31 个省区的健康意识网络舆情指数情况。总体来看，全国平均指数为 68.30，相比 2020 年的全国平均指数 64.66 增

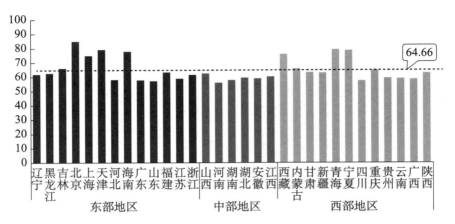

图 9 - 8　2020 年我国健康意识网络舆情指数省际分布

加了 3.64；东部地区平均指数为 70.00，相比上年增加了 3.56，仍旧高于全国的平均水平；西部地区指数为 69.39，相比上年增加了 3.88，略高于全国平均水平；中部地区指数为 62.45，相比上年增加了 3.34，依旧略低于全国平均水平。具体而言，东部地区的北京市（88.59）、天津市（84.48）、海南省（81.63）、上海市（79.12）、吉林省（70.25）5 个省区均高于全国平均水平；西部地区的青海省（82.50）、宁夏回族自治区（85.12）、西藏自治区（79.68）、内蒙古自治区（69.15）4 个省区均高于全国平均水平；中部地区均低于全国平均水平，其中河南省（59.14）是全国最低的。从 2021 年的数据可以推断，相比 2020 年，2021 年全国平均指数有所增加；依旧是东部地区最具有健康意识，西部地区次之，中部地区健康意识稍弱。

综上所述，纵向比较来看，2016—2021 年 6 年间健康意识网络舆情指数经历了由增到减再到增的过程，没有明显的趋势。横向来看，东部地区的健康意识一直是位居前列的，同时北京市、天津市、海南省、上海市和吉林省也是牢牢位居指数数值的前几名；中部地区的健康意识一

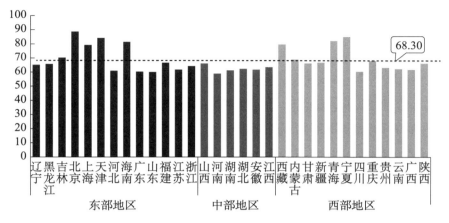

图 9 - 9 2021 年我国健康意识网络舆情指数省际分布

直处于较低水平，尤其是河南省，在未来的健康意识培养中，中部地区需要重点关注。

9. 3 国民负面心理状况分析

在大多数情况下，人们心里产生负面情绪时，并不会直接向亲朋好友倾诉或者寻求专业帮助，他们往往自己消化这些情绪，更愿意在互联网上敞开心扉，在网络上倾吐内心的苦闷，以疏解负面情绪，所以收集网络舆情是一种很好的应对负面心理状况的研究途径。因此，为了解国民负面心理状况，本节收集了互联网上与自杀、焦虑、抑郁有关的文本数据，并使用绘制词云图、构建 LDA 主题模型的方法来具体分析国民负面心理状况。此外，本节还收集了自杀、焦虑、抑郁三类负面情绪代表词的百度指数数据，分析了各类情绪的时序分布和省际分布情况。

9.3.1　数据收集与探索

1. 自杀

以"自杀""想自杀""我想自杀"等作为关键词，我们在百度新闻上爬取了725条相关新闻。新闻时间跨度为2017年10月至2022年6月。在对所有新闻内容做分词等预处理后，进行词频统计并绘制如图9-10所示的词云图。字体越大，表示该词出现的频率越高。从图中可以直观地看出，自杀相关文本的高频词主要有"自杀""孩子""父母""生活""工作""抑郁症""女孩""妈妈""父亲"等。在这些新闻高频词中，"自杀"是获取新闻的关键词之一，也是本研究重点关注的负面心理问题之一。"孩子""父母""女孩""妈妈""父亲"说明当今青少年自杀现象的存在及社会对其的高度关注；"生活""工作""抑郁症"等则指向了自杀的原因，反映了当今社会生活和工作所带来的压力。

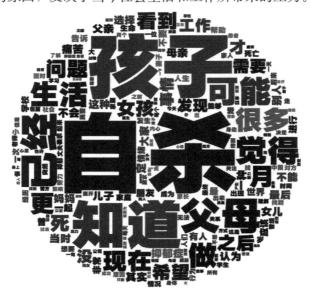

图9-10　自杀相关文本的词云图

2. 焦虑

以"焦虑"为关键词,爬取豆瓣"焦虑症"小组的 32 个话题的 1 501 条回复,时间跨度为 2015 年 4 月至 2022 年 4 月;爬取微博"焦虑"相关超话的 2 381 条讨论,时间跨度为 2020 年 4 月至 2022 年 4 月;爬取知乎"焦虑"相关问题的 718 条回答,时间跨度为 2015 年 7 月至 2022 年 6 月,共计 4 600 条文本。整合所有文本数据并绘制词云图(如图 9 - 11 所示)。从图中可以直观地看出,焦虑相关文本的高频词主要有"焦虑""躯体""症状""腹部""不适""惊恐""发作""缓解""心理咨询""借助""药物""追求""完美""事情"等。"焦虑"是文本的关键词,"躯体""症状""腹部""不适""惊恐""发作"则反映了焦虑的症状,尤其是生理层面的症状;"缓解""心理咨询""借助""药物"则反映了焦虑的治疗方式,说明大众在积极借助各种方式缓解焦虑情绪;而"追求""完美""事情"可能反映了焦虑情绪的来源。

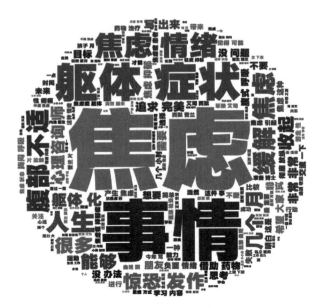

图 9 - 11　焦虑相关文本的词云图

3. 抑郁

以"抑郁"为关键词，爬取豆瓣"抑郁症"小组的 65 个话题的 3 881 条回复，时间跨度为 2020 年 8 月至 2022 年 5 月；爬取微博"抑郁"相关超话的 822 条讨论，时间跨度为 2022 年 5 月至 6 月；爬取知乎"抑郁"相关问题的 584 条回答，时间跨度为 2018 年 5 月至 2022 年 6 月，共计 5 287 条文本。整合上述所有文本内容，进行预处理后绘制词云图（如图 9-12 所示）。从图中可以直观地看出，抑郁相关文本的高频词主要有"抑郁""抑郁症""情绪""痛苦""问题""生活""世界""别人"等。"抑郁""抑郁症"是文本的关键词，"情绪""痛苦"反映出人们对抑郁情绪的感知，"问题""生活""世界""别人"则体现了抑郁情绪的来源。

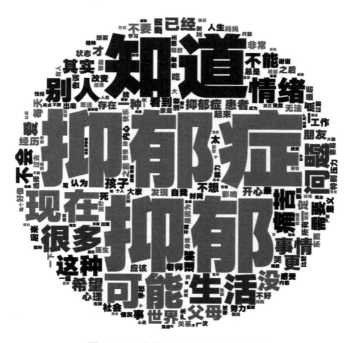

图 9-12　抑郁相关文本的词云图

9.3.2　主题模型分析

将三类负面情绪的文本数据合并后建立 LDA 主题模型，设定主题数为 100。建模后可以得到每条文本对应的"文档-主题"分布以及每个主题对应的"主题-词语"分布，根据主题的高概率词情况可以概括每个主题的含义。由于数据存在噪声，在所有的 100 个主题中共有 20 个主题具有较为明确的含义，并且和负面心理相关，具体见附表 2、附表 3。通过进一步观察发现，部分主题的含义较为相近，因此可将 20 个主题分为四类：事件讨论、产生原因、生理症状、治疗方法。四类主题的数量占比如图 9 - 13 所示。

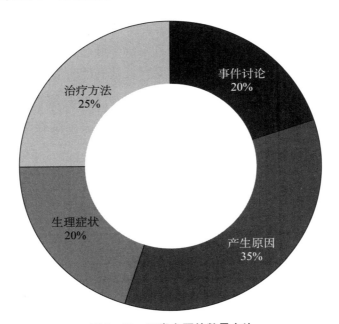

图 9 - 13　四类主题的数量占比

事件讨论主要为大众对社会热点事件，特别是自杀事件的讨论，如主题 27"自杀事件"。产生原因主要为大众对于负面心理来源的讨论，如主题 32 "事件堆积"和主题 35 "就业压力"。生理症状主要为负面情绪对生理健康的影响，如主题 29 "睡眠问题"和主题 90 "身体不适"。治疗方法主要为缓解负面心理的各种方法，如主题 8 "运动放松"和主题 15 "心理咨询"。四类主题的数量分别为 4 个、7 个、4 个、5 个，属于"产生原因"类别的主题数量最多，说明负面心理的来源多种多样，例如学业、家庭、工作等。

9.3.3 指数分布情况

1. 自杀

选取"自杀""自杀方式""自杀群"三个代表词，绘制其 2016—2020 年的百度指数，如图 9-14 所示。通过横向比较发现，大众对"自杀"的关注度远远高于"自杀方式"和"自杀群"，说明大众对"自杀"的关注并不完全来源于自身，更多的是对自杀事件的关注。通过纵向比较发现，2016—2017 年"自杀"和"自杀方式"的百度指数显著上升，2017—2020 年逐渐下降，大众对于"自杀"的关注度在 2017 年达到最高。

2020 年，全国 31 个省区的"自杀"百度指数与常住人口（万人）之比见图 9-15。分区域来看，东部地区对自杀的关注度比西部地区高，西部地区比中部地区高。进一步看各省区的"自杀"百度指数与常住人口之比，数值高于全国平均水平的有北京市、上海市、天津市、海南省、吉林省、西藏自治区、青海省、宁夏回族自治区 8 个省区，其中湖南省的数值最低（39.13）。进一步观察东中西部各个地区的情况发现，东部地区数值最高的为北京市（163.95），最低的为河北省（46.88）；中部地区数值最高的为山西省（61.51），最低的为湖南省（39.13）；西部地区数值最高的为西藏自治区（147.30），最低的为广西壮族自治区（39.36）。

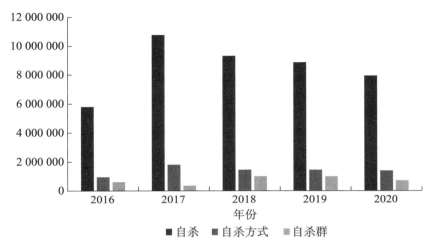

图 9 - 14　自杀代表词的百度指数时序分布

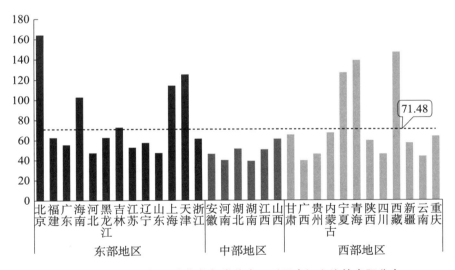

图 9 - 15　"自杀"百度指数与常住人口（万人）之比的省际分布

2. 焦虑

选取"焦虑""焦虑症"两个代表词语，绘制其 2016—2020 年的百度指数，如图 9 - 16 所示。通过横向比较发现，大众对焦虑症的关注度高于焦虑，反映出大众不仅出现了焦虑心理，还因焦虑心理出现了相应症状。通过纵向比较发现，2016—2020年"焦虑"和"焦虑症"的百度指数总体上呈现上升趋势，反映出随着社会发展，社会竞争加剧，大众的焦虑心理也随之加重。

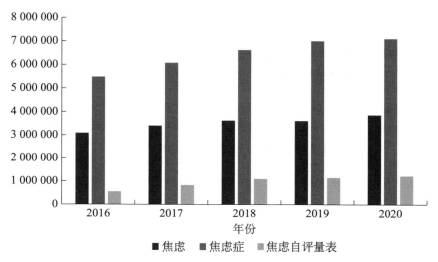

图9-16　焦虑代表词的百度指数时序分布

2020年，全国31个省区的"焦虑"百度指数与常住人口（万人）之比见图9-17。分区域来看，东部地区平均值为42.14，略高于西部地区（39.71），显著高于中部地区（23.01）。进一步看各省区的"焦虑"百度指数与常住人口之比，数值高于全国平均水平的省区与"自杀"的百度指数与常住人口之比情况一致，其中河南省的数值最低（16.28）。另外，东部地区数值最高的为北京市（88.44），最低的为山东省（18.55）；中部地区数值最高的为山西省（30.86），最低的为河南省（16.28）；西部地区数值最高的为西藏自治区（78.11），最低的为四川省（18.53）。

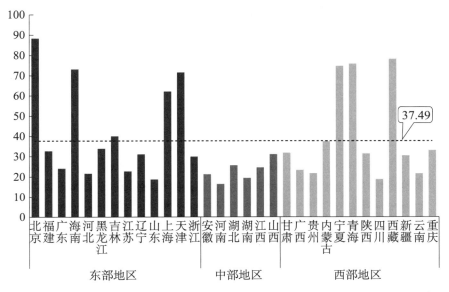

图 9 - 17　"焦虑"百度指数与常住人口（万人）之比的省际分布

3. 抑郁

选取"抑郁""抑郁症"两个代表词语，绘制其 2016—2020 年的百度指数，如图 9 - 18 所示。通过横向比较发现，大众对抑郁症的关注度高于抑郁，这可能与抑郁心理的性质有关，抑郁心理常常需要药物治疗和外界的心理干预。通过纵向比较发现，2016—2019 年"抑郁"和"抑郁症"的百度指数呈现上升趋势，而 2019—2020 年有一定的下降。

2020 年，全国 31 个省区的"抑郁"百度指数与常住人口（万人）之比见图 9 - 19。分区域来看，东部地区平均值为 40.34，中部地区平均值为 23.88，西部地区平均值为 43.43。这表明全国范围内，对抑郁的关注度西部地区高于东部地区，东部地区高于中部地区。另外，东部地区数值最高的为北京市（77.94），最低的为山东省（19.15）；中部地区

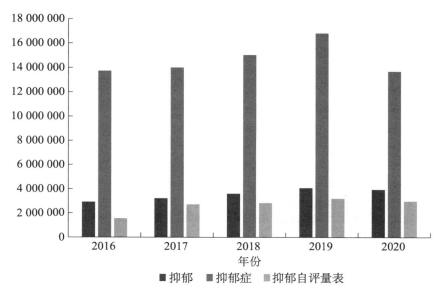

图 9-18 抑郁代表词的百度指数时序分布

数值最高的为山西省（33.12），最低的为河南省（17.36）；西部地区数值最高的为西藏自治区（97.99），最低的为四川省（20.29）。

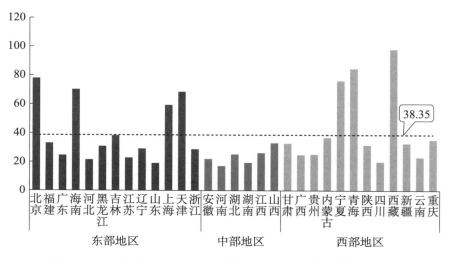

图 9-19 "抑郁"百度指数与常住人口（万人）之比的省际分布

9.4　本章小结

本章围绕网络舆情分析国民的健康状况，介绍了国民关于健康话题的网络舆情表达，并谈到了以网络舆情分析国民健康状况的方法。在9.1节，介绍了依据网络媒体平台爬取的文本数据来测度国民健康意识的方法，构建了健康意识舆情指数测度方法。

9.2节围绕国民健康意识展开。首先对"健康意识"有关的文本数据进行文本分析，发现我国国民对身体健康已有较为全面和广泛的认识，但对心理健康的了解和维护比较匮乏，需要进一步加强对心理健康知识的科普与宣传。另外，主题模型的部分又对文本内容从几个不同的角度进行了分析。接下来进一步用舆情指数构建的方法对这部分文本数据进行处理，获得了2016—2021年31个省区的舆情指数。根据数据结果，逐年详细分析了我国各省区国民健康意识的状况。通过分析发现，东部地区的健康意识一直位居前列，而中部地区的健康意识一直处于较低水平，因此，在未来的健康意识培养中，中部地区需要重点关注。

9.3节则重点关注心理健康中的负面心理状况。此部分收集了与自杀、焦虑、抑郁有关的文本内容，通过绘制词云图、构建主题模型的方法来具体分析每一种负面心理问题的主要关注点。另外，通过收集这三类负面情绪代表词的百度指数数据，观察2016—2020年我国各省区的国民负面心理，从时间维度和省际区别详细分析了我国国民负面情绪的表现情况。

附　录

附表 1　2016—2021 年互联网普及率

年份	2016	2017	2018	2019	2020	2021
互联网普及率（%）	53.20	55.80	59.60	64.50	70.40	73
互联网普及率发展速度	1.058	1.049	1.068	1.082	1.091	1.037

附表 2　负面心理相关主题含义及高频词

编号	含义	出现概率最高的 10 个词
3	包丽案件	包丽、材料、表示、网友、调查、母亲、求助、对此、诊断、行为
6	考试压力	状态、压力、不好、有时候、考试、今天、很大、早上、明天、博士
8	运动放松	放松、运动、呼吸、冥想、身体、一位、有效、紧张、计划、缓解
14	咨询治疗	也许、治疗、必须、不住、外界、作业、应对、咨询、看着、消失
15	心理咨询	改变、需要、努力、心理咨询、环境、公司、心理疾病、现实、干预、最好
22	焦虑症状	焦虑、焦虑症、惊恐、发作、检查、是因为、缓解、症状、躯体、失眠
26	轻生事件	腹部、轻生、安静、腹式、举报、警方、男子、民警、包丽、白岩松

续表

编号	含义	出现概率最高的 10 个词
27	自杀事件	自杀、女孩、女儿、儿子、丈夫、进行、韩国、自杀者、故事、发现
29	睡眠问题	睡不着、疼痛、参加、错误、唯一、所谓、变成、真正、意味着、游戏
32	事件堆积	事情、很多、时间、其实、最后、不要、一点、完成、不到、没有
35	就业压力	知道、没有、工作、现在、学习、出来、不想、希望、努力、实在
38	生活不顺	痛苦、生活、死亡、人生、生命、事情、真正、应该、选择、意义
42	抑郁症状	抑郁症、抑郁、患者、治疗、导致、可能、很多、疾病、心理、经历
45	学业压力	生活、老师、论文、腹泻、脑袋、偶尔、学校、无力、持续、点滴
52	正念治疗	正念、消极、确实、克服、优秀、课程、复发、担忧、人会、几乎
58	原生家庭	害怕、担心、出来、爆发、几个、很快、在意、原生、一生、成长
71	医院治疗	医生、觉得、吃药、医院、小时、大概、身体、后来、特别、严重
88	警察救援	民警、报警、警方、男子、耐心、开导、包丽、救援、警察、媒体
90	身体不适	一次、心慌、几次、一周、肠镜、头晕、中药、肌肉、心悸、两次
98	家庭教育	孩子、父母、家长、家庭、教育、青少年、必须、去世、妈妈、沟通

附表 3 负面心理相关主题的类别划分

类别	主题编号	数量	占比（%）
事件讨论	3、26、27、88	4	20
产生原因	6、32、35、38、45、58、98	7	35
生理症状	22、29、42、90	4	20
治疗方法	8、14、15、52、71	5	25

参考文献

［1］巴文生，郝增平，李忠玖，等，2019. 2004—2018 年青海省乙型病毒性肝炎流行病学特征分析 . 微生物学免疫学进展，47（3）：43－46.

［2］陈淑云，陈伟鸿，王佑辉，2020. 住房环境、社区环境与青少年身心健康 . 青年研究，（3）：46－53，95.

［3］成黎，李馨，马晓玉，等，2016. 饮食结构对 18～25 岁年轻人健康状况的影响——以北京部分高校学生为例 . 中国食物与营养，22（1）：87－89.

［4］程令国，张晔，沈可，2015. 教育如何影响了人们的健康？——来自中国老年人的证据 . 经济学（季刊），14（1）：305－330.

［5］丛明瑶，云妙英，阿德娜依·阿力肯，2014. 气候因子对肺结核发病率影响的分析 . 中华疾病控制杂志，18（11）：1051－1054.

［6］单海峰，袁璟，王玖，等，2022. 我国居民健康状况的时空特征及预测研究 . 中国卫生统计，39（6）：802－806.

［7］丁贤彬，唐文革，陈莉玲，等，2023. 重庆市 30～79 岁居民高血压、高血脂、高血糖共患情况及相关影响因素 . 中国慢性病预防与控制，31（1）：31－34.

［8］杜金，袁玫，韩欣慰，等，2022. 健康生态学视角下我国中老年人关节炎或风湿病相关因素识别研究 . 医学与社会，35（10）：61－66.

［9］高珂，胡新俊，杨景云，等，2022. 幽门螺杆菌感染对胃肠道

菌群影响及其与胃部疾病相关性的研究进展. 中国微生态学杂志，34（8）：963 - 968，973.

[10] 韩涛，李静，2022. 健康生活方式对社区慢性病患者干预效果分析. 中国社区医师，38（13）：153 - 155.

[11] 赖斯，2000. 健康心理学. 胡佩诚，等，译. 北京：中国轻工业出版社.

[12] 蓝梅，刘亚欣，沈阳，等，2021. 2017—2019 年重庆市居民慢性病防治素养变化趋势及影响因素分析. 中国健康教育，37（10）：894 - 898.

[13] 李国柱，王伟，2017. 社会保障对居民健康影响的实证分析. 统计与管理，（9）：28 - 31.

[14] 李树茁，1996. 中国婴幼儿死亡率的性别差异、水平、趋势与变化. 中国人口科学，（1）：7 - 21.

[15] 刘贝贝，田庆丰，郭金玲，2022. 我国中老年人群慢性病患病现状及共病模式分析. 医学与社会，35（8）：58 - 61，66.

[16] 刘丹妮，杨群娣，郑杨，等，2020. 上海市第一批国家慢性病综合防控示范区健康环境建设及成效评估. 上海预防医学，32（6）：492 - 496.

[17] 马小军，赵建海，朱向路，等，2019. 青海省 2006—2015 年甲型病毒性肝炎流行特征分析. 医学动物防制，35（1）：56 - 58.

[18] 南琳，邹远妩，史二丽，等，2023. 2021 年西藏阿里地区居民慢性病患病现状及影响因素分析. 西安交通大学学报（医学版），44（2）：300 - 308.

[19] 尼玛·其美卓嘎，2021. 2010—2019 年西藏肺结核患者人群分布特征. 智慧健康，7（11）：193 - 196.

［20］彭非，袁卫，惠争勤，2007. 对综合评价方法中指数功效函数的一种改进探讨. 统计研究，(12)：29 - 34.

［21］朴玮，赵丽云，房红芸，等，2021. 中国 18 岁及以上成人饮酒行为现况. 中国食物与营养，27（10）：15 - 19.

［22］钱立杰，李华中，张英奎，等，2021. 河北省 2016—2020 年预防孕产妇梅毒母婴传播实施情况分析. 河北北方学院学报（自然科学版），37（12）：33 - 36.

［23］唐亚丽，唐正康，许坚锋，等，2023. 1 100 名社区中老年人群慢性病患病现状及影响因素. 慢性病学杂志，24（1）：91 - 94.

［24］汪斌，2022. 健康中国背景下国民健康意识特征及影响机制. 深圳社会学，5（3）：80 - 90.

［25］王甫勤，2012. 社会经济地位、生活方式与健康不平等. 社会，32（2）：125 - 143.

［26］王晶，2023. 体检人群体重指数与高血压、高血脂、高血糖的相关性分析. 基层医学论坛，27（14）：116 - 118.

［27］王峻霞，丁令智，简金洋，等，2023. 基于 CHARLS 数据库的中国老年人慢性病共病现状及影响因素分析. 应用预防医学，29（3）：151 - 154，160.

［28］王莉，胡精超，2023. 我国居民健康水平的时空演变特征及影响因素分析. 河南理工大学学报（社会科学版），24（5）：61 - 69.

［29］王莉华，2021. 体育锻炼行为对老年人自测健康水平的影响——基于南京市 2014 年和 2019 年两次调查数据的分析. 体育研究与教育，36（6）：25 - 29.

［30］王晓军，米海杰，2013. 中国人口死亡率改善水平比较分析. 统计研究，30（2）：58 - 63.

[31] 王旭，张勇，李张玉，2021. 体育锻炼、自感身心健康与居民主观幸福感——基于 CGSS2015 调查数据的实证分析. 体育成人教育学刊，37（1）：64-71.

[32] 王玉，赵伟，2017. 国家健康投入与居民个人健康意识之间的关系研究——来自 CHNS 微观数据的证据. 吉林体育学院学报，33（5）：1-9，27.

[33] 王育珊，萨拉·达合斯坦，王淑霞，等，2021. 哈萨克族牧民生活及饮食习惯与健康素养水平的关系. 职业与健康，37（3）：359-362，366.

[34] 王哲，李琳，王凯，等，2018. 基于关联规则分析的慢阻肺就诊人数与气象空气条件关系研究. 中国数字医学，13（4）：2-4，47.

[35] 杨娜，王永梅，2022. 我国慢性病老年人医疗支出影响因素及群体差异研究. 老龄科学研究，10（6）：26-41.

[36] 尤小慧，曹海兰，张华一，等，2021. 青海省 2004—2019 年梅毒流行病学特征分析. 医学动物防制，37（10）：943-946.

[37] 于保荣，许晴，2016. 社会医疗保障对居民健康和疾病经济负担的影响. 中国卫生事业管理，33（5）：346-349，376.

[38] 宇传华，白建军，2020. 社会人口指数（SDI）的概念及其应用. 公共卫生与预防医学，31（1）：5-10.

[39] 玉洁，2017. 健康素养对慢性病患病的影响. 中国慢性病预防与控制，25（6）：442-444.

[40] 岳经纶，李晓燕，2014. 社区视角下的流动人口健康意识与健康服务利用——基于珠三角的研究. 公共管理学报，11（4）：125-135，144.

[41] 张雪，任锐，李莉，2005. 公共卫生与全民的健康意识. 医学与哲学，（8）：2-3，6.

［42］张延吉，邓伟涛，赵立珍，等，2020. 城市建成环境如何影响居民生理健康？——中介机制与实证检验. 地理研究，39（4）：822 - 835.

［43］张玉婷，时涛，2019. 人群健康水平及公平的时空演变分析——基于 2002—2016 年省域面板数据. 泰山医学院学报，40（11）：845 - 852.

［44］赵贺，魏丽荣，黄欣，等，2021. 传染病医疗卫生服务与管理工作现状与思考. 中国医院，25（12）：38 - 39.

［45］赵晓航，2014. 社会经济地位、生活方式、社会支持与老年人健康水平——基于"中国家庭追踪调查（CFPS）2010"数据分析. 老龄科学研究，2（5）：63 - 73.

［46］周广肃，樊纲，申广军，2014. 收入差距、社会资本与健康水平——基于中国家庭追踪调查（CFPS）的实证分析. 管理世界，（7）：12 - 21，51，187.

［47］周瑛瑛，周婧瑜，谢果红，等，2023. 长沙市居民健康素养与常见健康相关行为的关系. 医学动物防制，39（2）：141 - 145，149.

［48］朱进华，冯祥，华召来，等，2023. 胃癌高发地区 40～69 岁人群幽门螺旋杆菌感染与胃部疾病关联分析. 中华肿瘤防治杂志，30（13）：765 - 772.

［49］《安徽省防治慢性病中长期规划（2017—2025 年）》. 安徽省卫生健康委员会，2017 - 09 - 20.

［50］"十四五"规划《纲要》解读文章之 26｜持续改善环境质量. 中华人民共和国国家发展和改革委员会，2021 - 12 - 25.

［51］2021 年我国卫生健康事业发展统计公报. 规划发展与信息化司，2022 - 07 - 12.

［52］发改委关于印发西部大开发"十三五"规划的通知. 中国政府网，2017 - 01 - 23.

［53］关于全面加强老年健康服务工作的通知．中国政府网，2021－12－31.

［54］关于印发全民健康生活方式行动方案（2017—2025 年）的通知．中国政府网，2017－04－27.

［55］国务院办公厅关于印发"十四五"国民健康规划的通知．中国政府网，2022－05－20.

［56］国务院办公厅关于印发"十四五"全民医疗保障规划的通知．中国政府网，2021－09－29.

［57］国务院关于大力实施促进中部地区崛起战略的若干意见．中国政府网，2012－08－31.

［58］国务院关于实施健康中国行动的意见．中国政府网，2019－07－15.

［59］山东省人民政府办公厅关于贯彻国办发〔2011〕53 号文件做好"十二五"期间结核病防治工作的意见．山东省人民政府网，2012－11－22.

［60］四川省人民政府办公厅关于印发四川省防治慢性病中长期规划（2017—2025 年）的通知．四川省人民政府网，2017－07－01.

［61］中共北京市委 北京市人民政府关于印发《"健康北京 2030"规划纲要》的通知．北京市人民政府门户网，2017－09－19.

［62］Andreev E M, Shkolnikov V, Begun A Z, 2002. Algorithm for decomposition of differences between aggregate demographic measures and its application to life expectancies, healthy life expectancies, parity-progression ratios and total fertility rates. Demographic Research，7（14）：499－521.

［63］Bai Bingke, Jiang Qiyu, Hou Jun, 2022. The COVID-19 epidemic and other notifiable infectious diseases in China. Microbes and Infection,

24 (1): 104881.

[64] Borrell-Carrió F, Suchman A L, Epstein R M, 2004. The biopsychosocial model 25 years later: principles, practice, and scientific inquiry. Ann Fam Med, 2 (6): 576 – 82.

[65] Branch L G, Guralnik D J, Foley D J, et al. , 1991. Active life expectancy for 10 000 Caucasian men and women in three communities. Journal of Gerontology, 46 (4): M145 – 150.

[66] Chatterji S, Ustün B L, Sadana R, et al. , 2002. The conceptual basis for measuring and reporting on health. Geneva: WHO.

[67] Chimezie R O, 2023. Health awareness: a significant factor in chronic diseases prevention and access to care. Journal of Biosciences and Medicines, 11 (2): 64 – 79.

[68] Dempsey M, 1947. Decline in tuberculosis: the death rate fails to tell the entire story. American Review of Tuberculosis, 56 (2): 157 – 164.

[69] Devlin N J, Brooks R, 2017. EQ-5D and the EuroQol group: past, present and future. Appl Health Econ Health Policy, 15 (2): 127 – 137.

[70] Engel G L, 1977. The need for a new medical model: a challenge for biomedicine. Science, 196 (4286): 129 – 136.

[71] Erickson P, Kendall E, Anderson J, et al. , 1989. Using composite health status measures to assess the nation's health. Medical Care, 27 (3): S66 – S76.

[72] Gandek B, Ware J E, Aaronson N K, et al. , 1998. Cross-validation of item selection and scoring for the SF – 12 Health Survey in nine

countries: results from the IQOLA Project. Journal of Clinical Epidemiology, 51 (11): 1171 - 1178.

[73] Gao Zujie, Chen Zengsheng, Sun Angiang et al. , 2019. Gender differences in cardiovascular disease. Medicine in Novel Technology and Devices, 4: 100025.

[74] Geng Mengjie, Zhang Haiyang, Yu Linjie et al. , 2021. Changes in notifiable infectious disease incidence in China during the COVID- 19 pandemic. Nature Communications, 12 (1): 6923.

[75] Hansluwka H E, 1985. Measuring the health of populations, indicators and interpretations. Social Science and Medicine, 20 (12): 1207 - 1224.

[76] James S H, 2002. Understanding social factors and inequalities in health: 20th Century Progress and 21st Century Prospects. Journal of Health and Social Behavior, 43 (2): 125 - 142.

[77] Jiang Hui, Liu Mengyang, Zhang Yingjie, et al. , 2021. Changes in incidence and epidemiological characteristics of pulmonary tuberculosis in Mainland China, 2005—2016. JAMA Netw Open, 4 (4): e215302.

[78] Marja J, 2009. What is self-rated health and why does it predict mortality? Towards a unified conceptual model. Social Science and Medicine, 69 (3), 307 - 316.

[79] Katz S, Ford Ab, Moskowitz Rw, Jackson Ba, Jaffe Mw, 1963. Studies of illness in the aged. the index of ADL: a standardized measure of biological and psychosocial function. Jama. 185: 914 - 9.

[80] Katz S, Branch L G, Branson M H, et al. , 1983. Active life ex-

pectancy. The New England Journal of Medicine, 309 (20), 1218 - 1224.

[81] Lantz P M, House J S, Lepkowski J M, et al. , 1998. Socioeconomic Factors, health behaviors and mortality. Journal of the American Medical Association, 279 (21): 1703 - 1708.

[82] Lantz P M, Lynch J W, House J S, Lepkowski J M, et al. , 2001. Socioeconomic disparities in health change in a longitudinal study of US adults: the role of health-risk behaviors. Social Science and Medicine, 53 (1): 29 - 40.

[83] Larson J S, 1999. The conceptualization of health. Medical Care Research and Review, 56 (2): 123 - 136.

[84] Lawton M P, Brody E M, 1969. Assessment of older people: self-maintaining and instrumental activities of daily living. Gerontologist, 9: 179 - 186.

[85] Mathers C D, Robine J M, 1997. How good is Sullivan's method for monitoring changes in population health expectancies? Journal of Epidemiology and Community Health, 51 (1): 80 - 86.

[86] Barendregt J J, Bonneux L, Van Der Maas P J, 1997. How good is Sullivan's method for monitoring changes in population health expectancies? Journal of Epidemiology and Community Health, 51 (5): 578 - 579.

[87] Nagi S Z, 1965. Some conceptual issues in disability and rehabilitation. M. Sussman (Ed.). Sociology and rehabilitation (pp. 100 - 113). Washington: American Sociological Association.

[88] Nagi S Z, 1976. An epidemiology of disability among adults in the United States. The Milbank Memorial Fund Quarterly Health and

Society, 54 (4), 439 – 467.

[89] Nagi S Z, 1991. Disability concepts revisited: Implications for prevention. Pope A M and Tarlov A R (Eds.). Disability in America: toward a national agenda for prevention. Washington DC: National Academy Press.

[90] Remington P L, Catlin B B, Gennuso K P, 2015. The county health rankings: rationale and methods. Population Health Metrics, 13 (1): 11.

[91] Robine J M, Cambois E, 2022. International network on health expectancies and the disablement process (REVES). Cu D, Dupre M E. Encyclopedia of gerontology and population aging. New York: Springer Cham.

[92] Robine J M, Jagger C, 2003. Creating a coherent set of indicators to monitor health across Europe: the Euro-REVES 2 project. The European Journal of Public Health, 13 (3) Suppl: 6 – 14.

[93] Rogers A, Rogers R G, Branch L G, 1989. A multistate analysis of active life expectancy. Public Health Reports, 104 (3): 222 – 226.

[94] Sanders B S, 1964. Measuring community health levels. American Journal of Public Health and the Nation's Health, 54 (7): 1063 – 1070.

[95] Sullivan D F, 1965. Conceptual problems in developing an index of health. Vital and Health Statistics, 2 (17): 1 – 18.

[96] Sullivan D F, 1971a. A single index of mortality and morbidity. HSMHA Health Reports, 86 (4): 347 – 354.

[97] Sullivan D F, 1971b. Disability components for an index of health. Vital and Health Statistics, 42: 1 – 40.

［98］ Svedberg P, Bardage C, Sandin S, Pedersen N L, 2006. A prospective study of health, life-style and psychosocial predictors of self-rated health. European Journal of Epidemiology, 21: 767 - 776.

［99］ The Council of National Living, 1974. Social Indicators of Japan. Tokyo: The Council of National Living, Research Committee.

［100］ US Department of Health, Education, and Welfare, 1969. Toward a social report. Washington, DC: US Department of Health, Education, and Welfare.

［101］ Walsh B, Grant M, 1985. Public health implications of alcohol production and trade. Geneva: WHO.

［102］ Wang Huilin, Xu Ziqing, Yang Jingyu, et al. , 2023. Promoting physical activity among working women: the influence of perceived policy effectiveness and health awareness. International Journal of Environmental Research and Public Health, 20 (2): 1021.

［103］ Wang Longde, Liu Jianjun, Chin P D, 2007. Progress in tuberculosis control and the evolving public-health system in China. Pubic Health, 369: 691 - 696.

［104］ John E W, Cathy D S, 1992. The MOS 36-item short form health survey (SF-36): I. conceptual framework and item selection. Medical Care, 30 (6): 473 - 483.

［105］ WHO, 2014. Global status report on alcohol and health 2014. WHO.

［106］ Williams A, 1999. Calculating the global burden of disease: time for a strategic reappraisal? Health Economics, 8: 1 - 8.

［107］ World Bank, 1993. Word development report 1993: investing in health. New York: Oxford University Press.

[108] World Health Organization, 2000. The World health report 2000: health systems: improving performance. Geneva: WHO.

[109] World Health Organization, 2001. International classification of functioning, disability and health. Geneva: WHO.

[110] Üstün T B, Kostanjsek N, World Health Organization, et al., 2010. Measuring health and disability: manual for WHO disability assessment Schedule (WHODAS 2.0). Geneva: WHO.

[111] World Health Organization, 1980. International classification of impairments, disabilities and handicaps. Geneva: WHO.

[112] World Health Organization, 2015. International statistical classification of diseases and related health problems. 10th Revision Fifth Edition. Geneva: WHO.

[113] Yin Zhaoxue, Wu Jing, Luo Jiesi, et al., 2015. Burden and trend analysis of injury mortality in China among children aged 0 - 14 years from 2004 to 2011. BMJ open.

[114] Zhen Huang, Zhu Yidan, Deng Jia, et al., 2022. Marketing healthy diets: the impact of health consciousness on Chinese consumers' food choices. Sustainability, 14 (4): 2059.